每日一学系列丛书

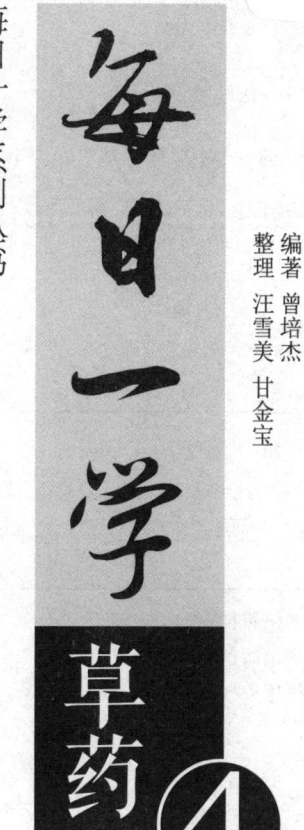

每日一学
草药 ④

编著 曾培杰
整理 汪雪美 甘金宝

中国科学技术出版社
·北京·

图书在版编目（CIP）数据

每日一学草药 . ④ / 曾培杰编著 . — 北京：中国科学技术出版社，2021.1（2024.4 重印）

（每日一学系列丛书）

ISBN 978-7-5046-8779-1

Ⅰ . ①每… Ⅱ . ①曾… Ⅲ . ①中草药－基本知识 Ⅳ . ① R282

中国版本图书馆 CIP 数据核字（2020）第 171153 号

策划编辑	焦健姿　韩　翔
责任编辑	孙　超
装帧设计	佳木水轩
责任印制	李晓霖

出　　版	中国科学技术出版社
发　　行	中国科学技术出版社有限公司发行部
地　　址	北京市海淀区中关村南大街 16 号
邮　　编	100081
发行电话	010-62173865
传　　真	010-62179148
网　　址	http://www.cspbooks.com.cn

开　　本	850mm×1168mm 1/32
字　　数	230 千字
印　　张	8.25
版　　次	2021 年 1 月第 1 版
印　　次	2024 年 4 月第 3 次印刷
印　　刷	北京盛通印刷股份有限公司
书　　号	ISBN 978-7-5046-8779-1 / R·2612
定　　价	30.00 元

（凡购买本社图书，如有缺页、倒页、脱页者，本社发行部负责调换）

内容提要

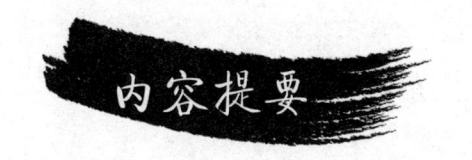

　　小草药，大用处。中草药是中医药文化的重要组成部分，是大自然赋予我们的宝贵财富。从古至今，劳动人民一直都能充分利用自然界的各种草木、花果治疗疾病。本书根据曾培杰老师在民间开设的"每日一学·草药"栏目整理而成，采用讲故事的形式，讲述了各种草药对不同疾病、不同证型的治疗效果，展示了诸多常用的草药验方、茶疗方、食疗方。书中故事轻松有趣，情节引人入胜，语言通俗易懂，摒弃了以往中医著作的种种文辞奥古、佶屈聱牙，轻松达到传播与教授中医文化及草药知识的目的。书中还特别设有"草药小贴士"，详细介绍草药的性味功用，以便读者更加深入地了解草药。相较于传统中医教材，本书的适读性更优，适合广大中医药爱好者阅读参考，中医药院校学生亦可通过本书的内容加深对理论学习的理解和掌握。

前言

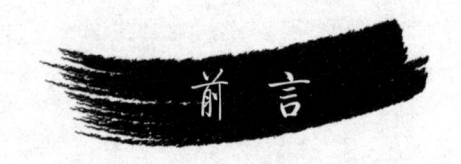

打开微信，画面上就是一个人独自面对整个世界。

学医也一样，一个人面对整个中医世界，想要学好，就要耐得住寂寞。

我们常常是在青灯古卷下沉思，在万籁寂静中体悟，在车水马龙中独行，在青山药海里遨游……

学中医，思中医，悟中医，行中医，证中医……

我们将生命融入中医里面去，用自己的心去体会和感受中医，并与之沟通。

我常常苦思不得其解，又常常在不经意间豁然开朗。

当我们处于这种单纯而又全然的状态时，才是真正的中医人生。

目录

第 76 日　土茯苓 / *001*

第 77 日　鱼腥草 / *014*

第 78 日　五味子 / *022*

第 79 日　木香 / *034*

第 80 日　金钱草 / *043*

第 81 日　茯苓 / *054*

第 82 日　岗梅 / *066*

第 83 日　山楂 / *075*

第 84 日　威灵仙 / *086*

第 85 日　黄芪 / *098*

第 86 日　甘草 / *110*

第 87 日　人参 / *123*

壹

第 88 日　山药 / *133*

第 89 日　石菖蒲 / *141*

第 90 日　沙参 / *148*

第 91 日　龙眼肉 / *155*

第 92 日　黄精 / *161*

第 93 日　酸枣仁 / *167*

第 94 日　石斛 / *172*

第 95 日　肉苁蓉 / *178*

第 96 日　芍药 / *185*

第 97 日　柴胡 / *191*

第 98 日　桂枝 / *199*

第 99 日　火麻仁 / *207*

第 100 日　百合 / *213*

方药集锦 / *220*

精彩语录 / *252*

后记 / *258*

贰

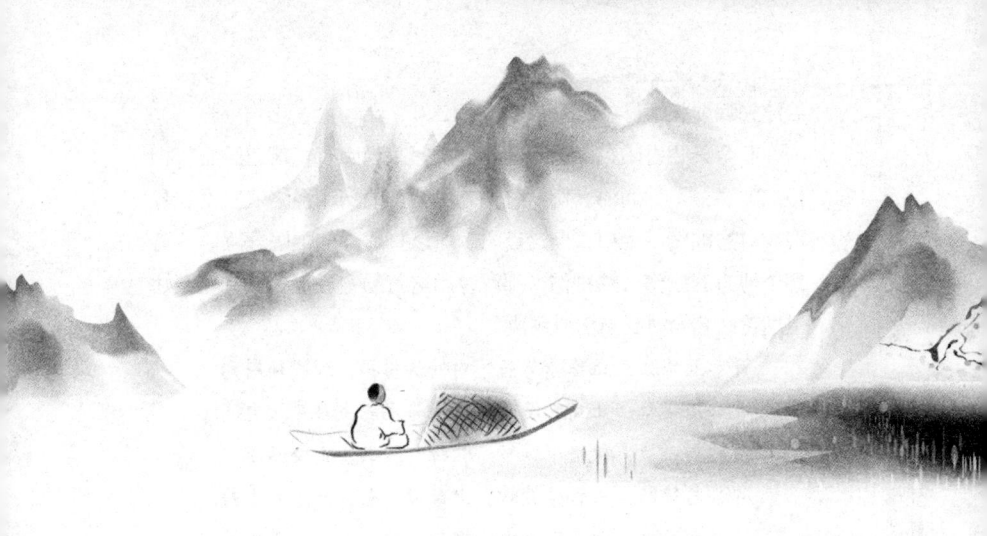

第 76 日
土茯苓

10 月 11 日 晴 湖心亭公园

昨天讲到了丹参,其功能为补血活血化瘀,也能清心除烦。所以血热可清,血瘀可活,血虚可补。

去年珍仔围有一位大叔,他的头痛好了,胸口痛又发作,胸口痛好了,头痛又发作,并且嘴唇乌暗。我说,不管是胸口痛还是头痛,都是心脑血管堵塞。因经常干建筑活,身强体壮,所以让他按照正常剂量的两倍来吃复方丹参片。吃了两瓶,他的头不痛了,胸也不闷了。

所以复方丹参片是治疗血瘀堵塞头痛胸闷极好的药物。古人讲"一味丹参饮功同四物汤"。因为四物汤可以补血生血、活血化瘀,而丹参一味药就具备这些功效。

我们昨天讲,防治冠心病要用丹参;治疗血瘀头痛用丹参;治疗月经不调用丹参配当归;治疗跌打损伤,用丹参泡酒内服;

治疗失眠烦躁用丹参、五味子、枣仁。

而今天要讲的东西是千金不换的，武当山有一首道医心口相传的歌诀，号称通治一切跌打伤、忧劳郁闷伤和经络气岔伤。我很少对方歌赞不绝口，但这首方歌可以打通你的中医思路。不管哪个地方的瘀伤、跌打伤，都可以用这首汤方进行加减。我们姑且把它命名为"武当伤科秘诀"。

丹参刘寄奴，血藤赤芍药。内外诸伤损，加减须斟酌。
破瘀用桃仁，止痛乳没药。血竭与元胡，瘀痛效更高。
硬肿加三棱，软坚甲珠妙。骨折自然铜，土鳖不能少。
碎补与续断，螃蟹接骨妙。出血用三七，丹皮大小蓟。
尿血白茅根，便血用地榆。槐花仙鹤草，血症不能少。
小便不通利，车前泽泻宜。大便若秘结，大黄草决明。
用药要慎重，引经药莫离。头上加川芎，白芷羌活宜。
胸中加枳实，枳壳茯苓皮。胁痛用元胡，川楝郁金宜。
手臂用桂枝，桑枝威灵仙。小茴与木香，肚痛效果良。
腰痛用杜仲，菟丝五加皮。膝伤加牛膝，独活寄生宜。
木瓜与薏仁，脚伤切莫离。祖师传秘诀，莫与庸人提。

主方一共四味药。丹参、刘寄奴，止血活血化瘀；赤芍药，因赤能入血分，所以能活血化瘀；血藤就是鸡血藤。这四味药就是我们常用的瘀四药，我通常只用到瘀三药：丹参、鸡血藤、芍药。如果伤得很重，就可以用刘寄奴。内外各类的伤损，只要局部有刺痛，或嘴唇、脸色偏暗，或局部有暗斑，都可以用。

方歌最精彩之处不在于药物组成，而在于它的灵活加减变化。就像学武功，重点不在于师父把套路教给你，而是把实战经验传授给你。刚才那四味药就是套路，现在我们就来看看如何见招拆招吧。

暗斑

只要瘀血很严重，脸上有暗斑的，就用桃仁，即破瘀用桃仁。以前有个美容店老板找到我，她脸上有很多斑，用过好多面膜,效果不甚理想。在看我的跟诊日记时,发现里面有一个五白散,她说她也用过,效果比面膜要好,问我是否还有更好的祛斑美容的药方。

我说当然有了,用四物汤加丹参、鸡血藤、桃仁、红花。脸上的瘀斑非桃红不去。"仁"代表润滑,所以桃仁能通肠道,也能润通脸上的血管。因"花升仁降",所以桃仁配红花就是一升一降,可以在局部形成旋涡,进而冲走瘀血。

这是内服药,长小斑的人,喝了后会变淡。严重到嘴唇乌暗的人,就要用大剂量。有位患者的额头上有一块顽固污斑,她都不敢出门,用了四物汤加桃仁、丹参后,斑就消掉了。

所以破瘀用桃仁,这个"瘀"不单单指被打伤的瘀,也指脸上有黑气瘀斑。也有人问印堂发黑怎么办?有两招:通大便和活血。这四味主药加上桃仁,既能通大便,又能活血。服用后大便畅通,血管也通。一个人肠管通,血管通,病痛就会少。

痤疮

我碰到过一位顽固性青春痘的患者,脸上的痤疮又硬又痛,而且这边好了,那边又起来,像黄豆大的有好几个。我用四逆散加乳香、没药、丹参、当归。他服用后痤疮消了,也不痛了。

乳香与没药相配就是海浮散,它从海外漂泊到中国,落地生根,成为中医治疗疮痈肿毒、瘀血疼痛的特效药方,唯一的缺点就是太难喝了。

普通痤疮的痛是皮外伤之痛,严重者可达伤筋断骨之痛,这时必请出血竭与延胡索(元胡)。中药里具有破瘀止痛之力,而且效价比较高的就是血竭与延胡索。也有人说,还可以用三七,但它很贵,这两味药就很便宜。以前的传世名方绝不是只用熊胆、三七这些名药,血竭、延胡索的破瘀止痛效果就很高。

以前有位患者,脸上有很多痘印,我让他买凡士林或者大宝,将血竭打成粉拌在里面,擦在脸上,擦一天淡一点,一段时间之后,痘印就消掉了。所以血竭的破瘀洁肤效果很好。

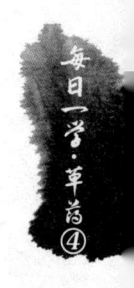

延胡索还是中药广谱止痛药。上次有一位患者头痛很剧烈，问我怎么办。我说用元胡止痛片。因为他的疼痛是固定的，也就是有瘀血，延胡索能够破瘀止痛。他吃了两三次，头痛就好了。

还有一位痛经的患者，痛得不能吃饭，问我该怎么办。我说吃元胡止痛片。她吃了两次也好了。

李时珍治疗过一个帝王的妃子，她因为食物吃多而胀痛。所以饮食之道不可不学，少吃多滋味，多吃少滋味，吃撑了就无滋味。她说这个面饼太不好吃了，撑得我要死。皇帝说去找李时珍。李时珍去了后，看到是心胃之间痛，立即想到"心痛欲死，速觅延胡索"之句。于是赶快找到延胡索，研末用醋调服。醋调能止痛也能软化血管，她服用一次就好了。

肿瘤

三棱可以治疗包块、积聚、肿瘤、癌症。"瘤，不通也，滞塞也"，所以活血化瘀就是治疗肿瘤必用的方法，虚者补之，实者通之。所以硬结肿胀甚者要加三棱。

我曾经治疗过一例肝囊肿，肋部硬肿疼痛，有绷紧感。我给他用四逆散加三棱、莪术、丹参、川芎、当归、黄芪，活血补气并行。他发病已经有一段时间了，30余剂药后，局部变软，绷紧感消失，检查肝部囊肿已消掉一大半。所以我体会到局部硬肿严重，要重用三棱至30克。

我也治疗过很多例子宫肌瘤。其中有一位患者，肌瘤像多半个蛋黄那么大，要动手术。我说你先喝药，用桂枝茯苓丸加三棱、莪术。桂枝、茯苓、桃仁、赤芍和牡丹皮专攻下体的瘀血，三棱和莪术可以打碎并软化局部的硬肿。3个月左右，肌瘤就消得差不多了，所以这是很奇妙的。

穿山甲可通行十二经，无处不达，无微不至。要想软坚如果不用穿山甲，还能用什么？穿山龙和穿破石两药联用，软坚穿透的力量非常强。如果肿块儿痛到深处，且坚硬顽固，就要加穿山甲、穿山龙、穿破石，但是我们要少用甚至不用动物药。

骨折

自然铜和土鳖虫是接骨必不可少的。以前我学弟的父亲腰痛很严重，就像折断了一样，躺在床上不能翻身，师弟在外地学习，不能去看望父亲。我让他的父亲将炒过的土鳖虫打成粉，用酒送服。腰痛像骨折那样痛已经是很严重了，一味土鳖就是治疗腰骨痛的良药，每次3克左右，今天喝了，今天就能起来。一味药就把腰痛如骨折般的患者治好了。

所以古人治疗急性腰扭伤，就将土鳖虫打粉用酒送服。这不仅是特效药，还是急效药，口碑与效果俱佳。

骨碎补、续断，顾名思义，骨碎补就是骨碎了它可以补，续断就是筋断了它可以续。武侠小说里有黑玉断续膏，断了可以再续回去，所以我们可以配现实版的黑玉断续膏。古籍上讲："凡筋骨折伤之症，非此物不能续也。"所以接骨头时，就可以把这味药加到活血化瘀汤剂中，这两味药也可以加到四物汤或者瘀四药中。

为什么骨折患者现在要中西医结合治疗呢？西医把碎骨取出来，然后固定位置，后期用中医方法康复治疗。服用补腰肾的中药，那长骨头就像长肉一样。这两味药就可以补肾生骨。

呕血

被人打伤后出现呕血就用三七。

以前有一位老教授来找我看病，常年撰写学术论文还要带很多学生，总是感到胸痛胸闷，很不舒服。我说，你用三七粉。他说，三七不是跌打药吗？它一般治疗出血或者咳吐血，我就是胸闷，没有咳吐血。我说你虽然表面上没有咳吐血，可是你为了学生，为了论文已经呕心沥血了。你身体里面的叫忧劳伤，忧劳伤比皮外伤、打伤更可怕。打伤、皮外伤只要用对药就好了，但是忧劳伤难治。治好后，每遇忧劳，必复发，难就难在这里。

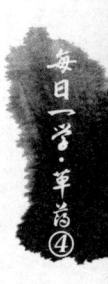

所以我前几节课讲到三七，是治疗血证的妙药。

石印村有一位咳痰带血丝的患者，我说用三七丹参粉，出血用三七，化瘀用丹参。服用几次后，痰里就不带血了。所以劳心、呕心沥血、忧劳都可以用三七，被打伤了也可以用三七。

有些人出血是因为血热妄行，我们要加牡丹皮与大蓟、小蓟，它们可以凉血止血。

我经常碰到脉象较急，面色通红的患者，属于肝郁化火，严重者会突发脑出血。用丹栀逍遥散，就是把牡丹皮、栀子加到四逆散里，有疏肝凉血的功效。

如果一个人生气，脸色像猪肝一样，说明有瘀血，也有血热，我们就用瘀四药，加三七、牡丹皮、大蓟、小蓟，服用后气就能消。普通生气导致胸肋部隐痛，是伤及气分；严重的生气，毛细血管会破裂出血，此时用普通橘叶不管用，因为已经伤及血分了，应该用瘀四药加出血的三七，凉血的牡丹皮和大蓟、小蓟。

尿血

上次有个孩子坐他爸爸的车摔伤了，之后小便带血，非常害怕。我说用白茅根煮水送服三七粉，喝了两次，小便就不出血了。所以我体会到白茅根能够通利膀胱，凉血止血，配三七可以治疗尿血，非常神奇。还有肾结石，石头堵在尿道里，小便也会带血，可以酌情添加白茅根。

便血

大便出血找地榆，同时地榆也是烧伤科的妙药。局部烧烫伤就可以将地榆和紫草研末外敷，止痛消瘀不留疤，还能凉血止血。

痔疮便血甚者，用乙字汤加地榆。有些人打架时伤到了肚子，肠道受伤，大便乌黑色，这时要加地榆，大便带血的症状就可以治愈。

便秘

曾有一位大便不通的患者，问我该怎么通大便。我说，你最近是不是受伤了？他说，你怎么知道？我半个月前崴了脚，以前每天排便，现在三五天都没有便意，看过好多医生都没有效果。

我给他用四物汤加桃仁、红花、丹参、大黄和决明子，1剂后，大便就通畅了，以后大便一直通畅。因为该患者是瘀血便秘，所以治疗应活血化瘀，润肠通便。

以前我在骨科轮转时，发现骨伤患者，大多要用开塞露。一是因为长期卧床，人不动，肠道就不蠕动，大便就很难排出。二是骨伤后疼痛，身体要消耗很多津液，而津液由肠道而来，以致肠道干燥。例如小孩子摔伤了，流了很多血，大便排出困难，这时要补阴液，养阴血。凡跌打伤，要养津液，津液足就可以生气血。

我们现在知道，为什么跌打损伤药里一定要有大黄了。因为它能活血化瘀，还能推陈出新。大肠不积，身体就会恢复得快。

头痛

古人有"头痛不离川芎"之说，头痛顽固严重者可加川芎。川芎能上行头面治疗头痛，也能下行血海止痛经，可以走妇人的血海旁开郁结，也可以让小气者的心胸变博大。

上次有一位患者偏头痛很严重，家里又没有钱。所以我开的都是一些便宜的药，川芎、丹参研末，煮水喝，头痛就好了。所以丹参、川芎两味药是治疗瘀血头痛、劳伤痛的特效药组。

如果因生气而致头痛者，用丹参、川芎加四逆散；上火头痛剧烈，用丹参、川芎加大黄；跌打损伤导致头痛剧烈者，用瘀四药加川芎。全头痛者，川芎、白芷、羌活一起用；前额痛用白芷；后头痛用羌活；偏头痛用川芎。

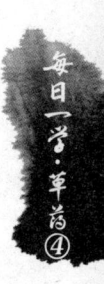

胸痛

跌打痛最常见的就是胸部，因为人一打架就捶胸顿足，所以胸部先伤。比如大猩猩在争地盘或者抢夺爱人的时候，会捶胸顿足，反复的捶是为什么呢？捶胸可以疏肝解郁，否则会被气死。所以有人发明捶胸法，或者敲肋骨法，周围捶通后，郁闷和愤怒就可以缓解。

拳击手比赛时最易打伤头部和胸部，所以针对拳击手，我们要加破胸捶，药中"破胸捶"就是枳实和枳壳，枳壳缓而枳实速，有宽中下气之功，能排出废气，使胸中通畅。

珍仔围有一位建筑工人，因为他经常用力做单提之类的动作，导致拉伤了，每天晚上胸痛剧烈，问我该怎么办。我说，用瘀四药配四逆散。四逆散里有枳实、枳壳，专入胸中。3剂后，胸开郁解，晚上再也不会痛醒了。

所以胸部堵塞，膈上不宽就用枳实、枳壳、桔梗。

肋痛

有一位肋痛患者，我说三七片和元胡止痛片都管用。

不管是胆囊炎、肋软骨炎，还是生气后肋部气机走岔，都可以用延胡索、川楝子，加入丹参、郁金效果会更好，所以"肋痛用元胡，川楝郁金宜"。

我在大学的时候有一位同学跑步时拉伤了胸肋部，去医院就说是小伤小痛，我说小伤小痛可以吃元胡止痛片加复方丹参片。延胡索擅长止痛，丹参擅长活血，两者结合起来效果更佳，吃完后肋部就不痛了。

还有一位胆囊炎患者，口苦咽干很严重，胸肋胀满疼痛，我用四逆散加延胡索、川楝子、木香、郁金。这八味药组合起来可以通治一切胆囊病，胆囊炎就是肝胆瘀积堵塞，3剂后就不痛了。

还有灰寨的校长，胆囊炎多年，痛得吃不下饭。我说，你只要记住这几句话，然后再吃药，绝对会好。一要讲话慢，二要吃饭慢，三要开车慢。他说，这三个很难做到。我说做到了就没有难治的病了。我给他开四逆散加延胡索、川楝子、木香、郁金，喝了以后他说，好奇怪，我以前吃几千块钱的药都没有好，这个药第一剂就感觉有效果，肋部就好像有扫帚一样把东西扫下来了。

肋部的颠倒之气也可以用木香和郁金，它们号称颠倒木金丸。延胡索和川楝子号称金铃子散，因为川楝子像金黄色的铃子一样挂在枝头。

还有患者抽烟喝酒凶猛、头痛、肝胆部严重堵塞、胆囊炎、胆囊息肉等。延胡索若用普通剂量8～10克，则治疗效果不佳，加量至30～50克，止痛效果超于止痛片。

肩周炎

上次有一位肩膀痛的阿叔过来，脉象弦硬，我说你今天量血压了吗？他说，你怎么知道我有高血压？我说脉象这么弦硬，关节还痛，我告诉你一味药，不仅可以降血压，还可以除关节炎症，这味药就是桑树的枝条。你回去用姜枣来煮桑枝，喝一喝试试。喝了两三次，肩痛就消失了。

我还没有用丹参、三七这些猛药呢，病就好了，所以应先给患者用力轻、平和的药，不效者再用峻猛的药。

还有一位肩周炎患者，她丈夫说，现在一直都在到处找医生，就是肩部痛，痛得每天晚上要起来好几次。

我问她什么时候痛得最厉害。记住问患者什么时候痛得最厉害，就可以问出病因。她说，吹着风了或者空调冻久了，就会剧烈疼痛。

这是冰冻肩。患者嘴唇乌暗，于是用四物汤、四逆散再加桂枝、威灵仙。威灵仙能通上下之痛，桂枝能入心脏，加强心脏动力，引到手臂上。

我说你睡觉的时候要把肩膀盖上。喝了3剂药，肩部痛就好了。

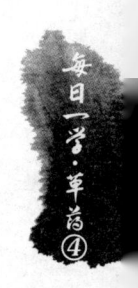

所以你们也会治肩周炎了，瘀血就用活血化瘀法加引药桂枝、桑枝、威灵仙。

🌿 腹痛

上半部疼痛就用木香，下半部疼痛就用小茴香。茴香入小腹，木香入大腹。如果是整个腹部都痛，难以分辨，那就小茴香与木香合用。

我讲过少吃多滋味，多吃少滋味，吃撑了就没滋味。孩子吃错东西了，或者中秋节前后月饼吃撑吃胀了，就用四逆散加小茴香、木香。服用2剂就全好了。

所以饮食积滞导致的腹痛可以用小茴香、木香，因为芳香能行气，通经络，也能辟浊。

肚子里有浊气，就可以用芳香之品，所以如果你晕车或者车里空气很差，就可以用橘子皮或者柚子皮，芳香一旦散开，浊气也就降下去了。所以人身体里有浊气时，就可以吃点陈皮、柚子皮或者木香、小茴香。

🌿 腰痛

腰部疼痛难以忍受，要加杜仲、菟丝子、五加皮，这三味药简直是腰痛神药。

当地的一个老人说，腰痛怎么办？他没时间熬药。

我说你以前喝酒吗？他说喝。

那就用杜仲、五加皮、菟丝子、大枣、枸杞子泡酒，加大枣和枸杞子会让酒变得好喝，每天晚上喝1~2小杯。

喝了腰就不痛了，即使白天干活再累，晚上也能安然入睡，第二天起来也不会腰部僵硬。之前每天早上起来，他都要在床上躺半小时，不断地捶腰才能起来。这是湿气重的表现。湿重源于血气不活，血活湿自清。所以有些人腰痛时要捶腰才能缓解，说明局部气血不活，此时就用丹参配合杜仲、五加皮、菟丝子。

膝痛

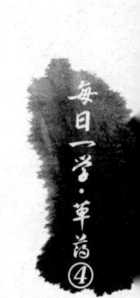

膝痛的引药有三味,牛膝、独活和桑寄生,也就是独活寄生丸。

药房有一位员工腰痛特别严重,膝关节也屈伸不利,他说该怎么办呢?我说你不用煎药了,去买独活寄生丸吧。1盒吃完后,腰痛就好了。

所以下半身的疼痛都要加牛膝、独活、桑寄生。

今天要讲的这味药是土茯苓,它是痛风神药。你知道为什么现在越来越多的人去买土茯苓吗?因为我治好了几例痛风病。

痛风

有一位痛风患者一瘸一拐的过来,脚痛肿得厉害。

我说你能找到土茯苓吗?他说土茯苓是什么。我说就是硬饭团。

原来饥荒年代可以拿土茯苓当粮食吃,所以它也号称仙遗粮。以前修仙时用的,吃了可以让人身轻体健,还可以帮助迅速减肥。它可以排出尿酸,也可以排出脂肪油垢。我们当地人之所以没有用好它,是因为他们用土茯苓熬猪骨头。我说你究竟是想补还是想泻呢?应该用土茯苓熬山药,消脂特别快,尿酸都会往外排。

我说你去挖土茯苓,每次用100~200克煮水食用,服药后小便通畅,结石排出,腰腿痛消除。

有些人会说,你怎么能用这么大剂量呢?因为土茯苓是可以当粮食来吃的。服用半个月后,复查尿酸从800毫摩尔/升降到了300毫摩尔/升,走路也不一瘸一拐了。

土茯苓有破瘀的作用,还能通利关节,所以痛风关节痛都用它。

头痛

其实土茯苓还可以治疗头痛。

有一位患者得了顽固的头风，彻夜疼痛，真的是痛不欲生。路上碰到一位道人，道人说，我有痛不欲生方，这个方子就是头风神方：土茯苓120克，金银花9克，蔓荆子、防风、天麻各3克，玄参2.4克，辛夷、川芎各1.5克，黑豆49颗，灯心草20根，细茶芽尖少许。用河水跟井水各一半来煮药，非常讲究。1剂药后，就好了一半，2剂药就全好了。

道人几年后再回来，问还发作吗？他说，没有再发作过。

看来是福兮祸之所伏，遭受祸患以后，天降福人以逆。

今天分享到此，更多精彩在明天。

草药小贴士

土茯苓，味甘、淡，性平。有解毒、除湿、通利关节之功效，主要用于梅毒及汞中毒所致的肢体拘挛、筋骨疼痛、湿热淋浊、带下、痈肿、瘰疬、疥癣等。

(1) 治杨梅疮毒：土茯苓一两或五钱，水酒浓煎服。(《滇南本草》)

(2) 治杨梅风十年二十年，筋骨风泡肿痛：土茯苓三斤，川椒二钱，甘草三钱，黑铅一斤，青藤三钱。将药用袋盛，以好酒煮服之妙。(《赤水玄珠》)

(3) 治血淋：土茯苓、茶根各五钱。水煎服，白糖为引。(《江西草药》)

(4) 治风湿骨痛，疮疡肿毒：土茯苓一斤，去皮，和猪肉炖烂，分数次连滓服。(《浙江民间常用草药》)

(5) 治风气痛及风毒疮癣：土茯苓（不犯铁器）八两，石臼内捣为细末，糯米一斗，蒸熟，白酒药造成醇酒用，酒与糟俱可食。(《万氏家抄方》土茯苓酒)

(6) 治大毒疮红肿，未成即溃：土茯苓，为细末，好醋调敷。(《滇南本草》)

(7) 治瘰疬溃烂：冷饭团，切片或为末，水煎服。或入粥内食之，须多食为妙。忌铁器、发物。(《积德堂经验方》)

(8) 治皮炎：土茯苓二至三两。水煎，当茶饮。(《江西草药》)

(9) 治妇人红崩、白带：土茯苓，水煨，引用红砂糖治红崩，白砂糖治白带。(《滇南本草》)

(10) 治小儿疳积面黄肌瘦，肚子大，烦躁爱哭，啼哭无声，不想吃东西，大便失调，皮肤粗糙：土茯苓三钱，野棉花根三钱。研细末，加猪肝二两与水炖服，或米汤冲服。(《草医草药简便验方汇编》)

(11) 治瘿瘤：土茯苓五钱，金锁银开、黄药子各三钱，白毛藤五钱，乌蔹莓根、蒲公英各四钱，甘草、金银花各二钱，煎服。(《浙江民间中药》)

第 77 日
鱼腥草

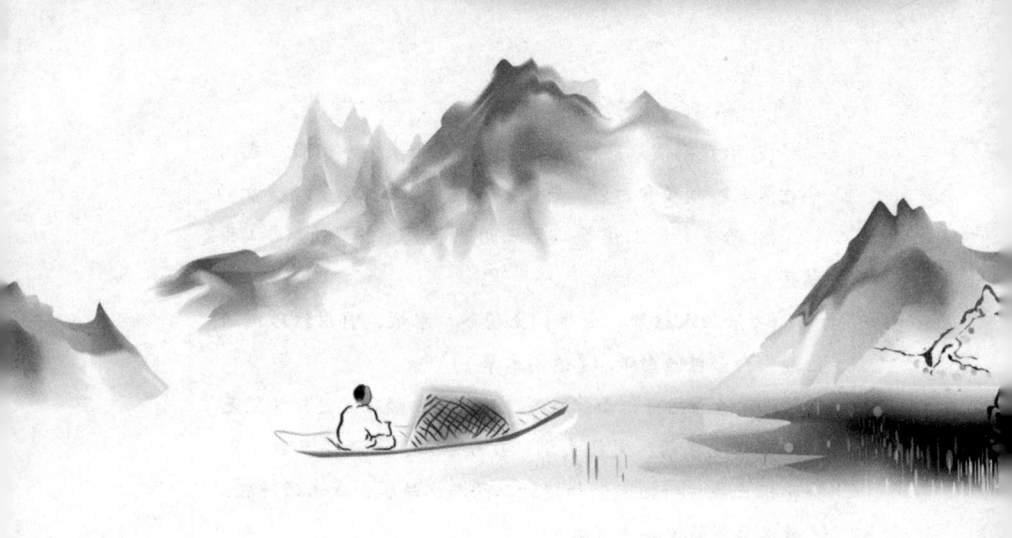

10 月 12 日 晴 湖心亭公园

昨天讲到土茯苓，用处颇多。

梅毒

土茯苓可深入经络，为梅毒要药，专治梅毒、疮疡、百结疼痛，甚至糜烂腐臭，也可以治疗湿热、黄浊、带下、宫颈糜烂、妇科炎症等。

有一位患者宫颈糜烂很严重，带下黄浊秽臭，医生让她用土茯苓，每次 200 克煮水，喝了十几天就好了。

所以宫颈糜烂伴带下黄臭，可用土茯苓配败酱草和薏苡仁，以排脓祛浊。

头痛

土茯苓能治疗湿浊头痛、头风。普通的头痛,日久不愈,也可以用土茯苓。

古人认为,土茯苓乃头风方中神效之药。它长得很硬,也有结节,所以能通利关节,穿筋透骨,还能排浊祛湿。

以前有一位患者头痛很严重,脑子里长了癌瘤,医生说手术切除的希望很小,劝他不要做手术。当时他已经神志不清,卧床不起,头痛每几分钟就发作一次,剧痛难忍,每天只能用导管送流食进去,也不知道还能活多少天。

后来他请到一位老先生,老先生说,"顽固脑风,无湿不长包"。土茯苓重用,配合引药天麻,加半夏、白术,以除身体的湿浊,也就是半夏白术天麻汤,专治痰湿头痛。

5剂后,头痛减缓,神智略微清晰,20剂后就不用再注射吗啡这种强效止痛药了。服用90剂的时候,再去检查,脑瘤已经萎缩了,患者也就恢复正常了,带病延年,也是九死一生之事。

所以土茯苓真是平常而不平凡,这个方子也是简约而不简单。

高血压头部胀痛,偏痰湿者,就用半夏白术天麻汤,再加土茯苓,50~80克都可以。若头痛严重,外兼痛风或高血压、高血脂、高血糖,土茯苓可用至120克。当然不要一次就加这么多,用药贵渐进。先用30克,下次复诊40克,一点点地加,最后用到120克或200克。

有一位患者得了催乳素瘤。

现在好多妇人因为乳房溢出汁水去看病,结果就查出脑瘤。为什么?水库一旦关闭,水就会往上面涌,上面结节之类的东西冲不下来,所以一定要开闸放水,才会中游通畅,上游轻松。所以下游月经关闭,就会在中游乳房分泌出来,上游也因为头部压力而堵塞不通。

她找了很多医生,用了很多药,也没治好。

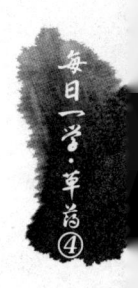

我给她用的是土茯苓、生麦芽、炒麦芽各60克，生、炒麦芽联用可以治疗催乳素瘤引起的头痛、心烦。重用芽尖有助于疏通肝气，从而通经水。妇人心烦潮热为气郁，经血不调为气逆。所以土茯苓降气逆，生、炒麦芽解郁。这个方子可以长期服用。1个月后，患者月经来了，2个月后，头痛消失了，3个月后复诊，肿瘤小了一半。

如果她能把工作先放下，坚持吃素，并加强锻炼，会好得更快。

咽炎

土茯苓还能治疗咽炎。

咽炎若服用白花蛇舌草、葫芦茶等没有效果，咽喉还是火热，难以吞咽食物，就用土茯苓80克，金银花20克，威灵仙10克，水煎服，咽喉梗阻的症状就会消除。湿热熏蒸，咽喉不利，大都是黄腻苔，腻是湿象，黄是热象，所以用金银花清热，用土茯苓除湿，湿热并重者两药联用。威灵仙治疗咽喉骨鲠，可以让骨鲠软如棉。所以身体长骨刺以及肿瘤癌症，用它都可以软化。《小郎中学医记》言威灵仙可以"推腹中新旧之滞，消胸中痰唾之痞"。

有人问治疗便秘，用火麻仁和肉苁蓉，为什么还要加一味威灵仙呢？我说，威灵仙宣风通气，可以通十二经，更何况是肠道。

梅毒、毒疮

梅毒、毒疮，一般一味土茯苓用50克左右，水酒各半煎服，煎得越浓，服用效果就越好。

疮痈

在五经富镇卖药的人都知道，土茯苓与猪瘦肉同煲，专治风湿关节痛；疮痈久败用五指毛桃、黄芪配土茯苓。

黄芪、土茯苓专治生疮害病。

黄芪脱疮毒，土茯苓败湿浊；黄芪升清，土茯苓推陈。两者相配，再找一味既清热解毒，又疏通经络的药，即红藤。红藤通经络，土茯苓通关节，两者又都能解毒。

结石

土茯苓利尿解毒的功效也非常好。所以肾结石、农药中毒或者食物中毒都可以用它。这个时代为什么会有那么多病呢？因为空气、水和食物都不干净。而一味土茯苓既可以洗肺中浊气，清肠道中糟粕，也能去膀胱和肾里的污垢，所以它被汕头人视为食疗神品。

我曾在山里就碰到了一个汕头的草医郎中在采草药，采白花蛇舌草，他说这种山地间长在水边的白花蛇舌草药效更好，山下新鲜的白花蛇舌草一斤能卖到几十元。

他告诉我，白花蛇舌草重用可退高热。普通发热用半斤白花蛇舌草煎水服用，严重者，将其捣出汁兑蜂蜜服用，喝下就可退热，甚至癌症的发热也可用白花蛇舌草来退，但是由于患者体虚，故须加黄芪、党参以固体。

他也采土茯苓，因为有结石的人用了效果很好，土茯苓煲汤可以通利关节也可以除湿。

潮州人的待客之道是熬汤药，一般有土茯苓、白花蛇舌草、葫芦茶等，喝了后很舒服。

今天我们来看另一味药，它很臭，叫鱼腥草。

食积口臭

小孩子肚子里有积浊就会口臭。

治这种疾病，第一要喝足够的水，第二要吃鸡矢藤。因为人体肠道是弯曲的，而鸡矢藤也是弯曲的，所以它入肠道可以把脏东西清理出去。吃完月饼或者黏腻之物后，可以用鸡矢藤粉泡茶喝，防积滞，所以这是小儿食积的极效药。

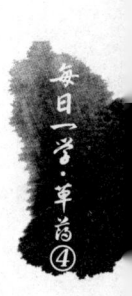

中秋节后第二天，就有孩子因为撑胀来找我。

我说，你去买鸡矢藤，打成粉服用。鸡矢藤的功效是消积，打粉效果比煮要好，打得超级细，这就是秘诀，老师还专门买了一台打得极细的打粉机。孩子服用后，肚子里的积滞就被消融了，普通的月饼、油条或面包的积滞都可以用它消掉。若是肉积，就加山楂。

鸡矢藤可以除像藤一样的肠道积滞，而白花臭草可以祛肠胃湿气。所以有人晕车昏胀，就可以将白花臭草捣烂，挤出汁，大概一杯的量，喝下去就不晕了。因为它是芳香之品，可以降浊，以臭治臭。浊阴在上，则生䐜胀；清阳在下，则生飧泻。意思是浊阴上壅，不得下降就会腹胀不适；清阳不升，就会腹泻。

讲完了臭藤、臭草，还有臭菜。臭菜也是草，味道就像臭鱼腥味，所以又叫鱼腥草，可以凉拌服食。它的臭浊之气较轻，能入肺，而鸡矢藤要重一些，可下沉入肠。鱼腥草能清热利湿，化痰止咳。

咳吐清痰

日咳三焦火，夜咳肺间寒。用化痰止咳药之前，要分清寒咳与热咳，分寒热要看痰是清稀色白还是浓稠色黄。"清白姜辛味"，即痰液清白就用干姜、细辛、五味子。

坪头村有位老爷子，咳痰量很多，水都不能消化，喝完水以后，不一会儿痰就涌出来了。真的是脾胃虚弱，化饮为痰，这是很可怕的。我说，咳痰清稀色白，是因为阳气不足，你不要再喝凉水了。我给他用四君子加姜辛味，四君子治痰湿，本在治脾胃。因为脾胃虚弱就无法运化津液，濡润五脏六腑，以致痰湿瘀血，所以治痰要治脾胃，脾胃健运，痰湿自除。

我们用四君子汤来修复脾胃生产气血津液的功能，加之干姜温肺散寒，细辛散化寒痰，五味子收涩之性，使痰慢慢往下降。老人家服用了3剂药，自觉寒痰没有了，胃口也好了。由此得出，四君子汤加姜辛味可治老人寒痰咳喘。

如果家里有老人咳痰喘，晚上比较重，且咳痰清稀，就用这7味药，1剂止，2剂愈。但是你要告诉患者，忌生冷黏滑肉面、酒腥臭恶等物，这是张仲景讲的，生冷的食物生寒痰，黏滑的像痰一样的肉面都很难消化。所以张仲景提倡生病的人要素食，这能够减轻病症，且无病之人素食还可以防病保健。

有一天我碰到上车村的一位阿叔，他睡不着觉。

我说用五味子糖浆。

他就买了人参五味子糖浆，服用完，睡眠就好了很多。

我说你身体里痰浊很重，不能再去捕鱼了，因为上车村是有名的渔村，村民几乎都能捕鱼，都会下水游泳。鱼生痰，肉生火，你吃下去的鱼能生痰火，而且经常下水，腰腿就很容易酸肿。自此以后他没有再捕鱼，身体也一直很健康。

咳吐黄痰

热咳，咳吐黄稠痰，如大叶性肺炎、肺脓肿等。"黄浊鱼荞贝"，鱼是鱼腥草，荞是金荞麦，合用专治肺痈，余老师也极其推崇金荞麦。经常吸烟或者吃煎炸烧烤之类，长脓疮脓包，就可以用金荞麦煮水。治疗肺癌，可以用穿破石、金荞麦和鱼腥草，然后再辨证加减。

去年年底天气温热，有一位患者，咳吐黄稠脓痰，问我该怎么办。

我说，你用鱼腥草50～80克，金荞麦20～30克。贝是什么？有人说是川贝，但是它太贵了，我很少用。我用浙贝母，一是浙贝母便宜，二是浙贝母的清热化痰之力比川贝强，川贝是润肺化痰，所以比较虚的人用川贝，比较壮实的人用浙贝母。

古人言，"知母贝母款冬花，专治咳嗽一把抓"，就是知母、贝母加款冬花可以治疗咳嗽，你到药店里一抓，不用考虑剂量，放到锅里煮水，服用后咳嗽痰浊就会清理干净。这也是对抗雾霾的验方之一。

以前北京科学院的一些教授来请教余老师，现在大城市的雾霾这么重，从中医学角度，有什么好的建议与方法。当时余老师说中医治本，环保才是唯一的出路。但是天气已经浑浊了，黄沙满天就相当于肺里的黄浊，所以就可以用鱼腥草。

潮州人的身体都比较好，因为在菜市场就能买到新鲜的鱼腥草，所以当他们抽烟、熬夜或饮酒后，痰浊堵在肺里，就用鱼腥草煮浓水。鲜鱼腥草比干品要好，因为新鲜的味道更浓，用30～80克都可以，或者把它当菜吃，100～200克也没问题。

痰浊塞肺，鼻涕黏黄者，一般服用3次就好了。

日本也很推崇鱼腥草。20世纪美国向日本投放了两颗原子弹，原子弹播及之处一片狼藉，几乎没有生物能够存活，但是他们发现爆炸中心1000米以内居然还有11位幸存者，后来调查得知，他们经常学习中医，一旦发现身体里有热毒脓浊，就会喝大量的鱼腥草茶来解毒。

幸存者中有一位女孩子，离爆炸中心仅700米左右，她被压在房底下，3天以后才被救出来，起初脱发、发热、牙齿溃烂，这是放射线综合征。

后来这个女孩子听当地的日本老乡医的话，赶紧吃鱼腥草。吃完以后头发不脱了，发热退了，牙齿不烂了。因为鱼腥草能降肺火，降胃热，通肠道。最后她还结婚生了孩子，孩子也是健康的，真的很神奇。

后来大家发现这个药有很好的解毒排浊的作用，所以鱼腥草才风靡日本。

生活在污染严重的时代，产生各种稀奇古怪的疾病。比如现在每天玩手机的人很多，手机有微辐射，这很可怕，因为它无时无刻不在侵蚀着人们，服用鱼腥草可以解毒排毒。

今天分享到这里，明天更精彩。

草药小贴士

鱼腥草,性微寒,味苦,归肺、膀胱、大肠经,可清热解毒、利尿消肿。

(1) 治肺痈吐脓吐血:鱼腥草、天花粉、侧柏叶等分。煎汤服之。

(2) 治肺痈:蕺,捣汁,入年久芥菜卤饮之。

(3) 治病毒性肺炎、支气管炎、感冒:鱼腥草、厚朴、连翘各15克。研末,桑枝50克,煎水冲服药末。

(4) 治肺病咳嗽盗汗:侧耳根叶100克,猪肚子1个。将侧耳根叶置肚子内炖汤服。每日1剂,连用3剂。

(5) 治痢疾:鱼腥草30克,山楂炭10克。水煎加蜜糖服。

(6) 治热淋、白浊、白带:鱼腥草40~50克。水煎服。

(7) 治痔疮:鱼腥草,煎汤点水酒服,连进3服。其渣熏洗,有脓者溃,无脓者自消。

(8) 治慢性鼻窦炎:鲜蕺菜捣烂,绞取自然汁,每日滴鼻数次。另用蕺菜35克,水煎服。

(9) 治痈疽肿毒:鱼腥草晒干,研成细末,蜂蜜调敷。未成脓者能内消,已成脓者能排脓(阴疽忌用)。

(10) 治疔疮作痛:鱼腥草捣烂敷之,痛一二时,不可去草,痛后一二日愈。

(11) 治妇女外阴瘙痒、肛痛:鱼腥草适量,煎汤熏洗。

(12) 治恶蛇虫伤:鱼腥草、皱面草、槐树叶、草决明。一处杵烂敷之。

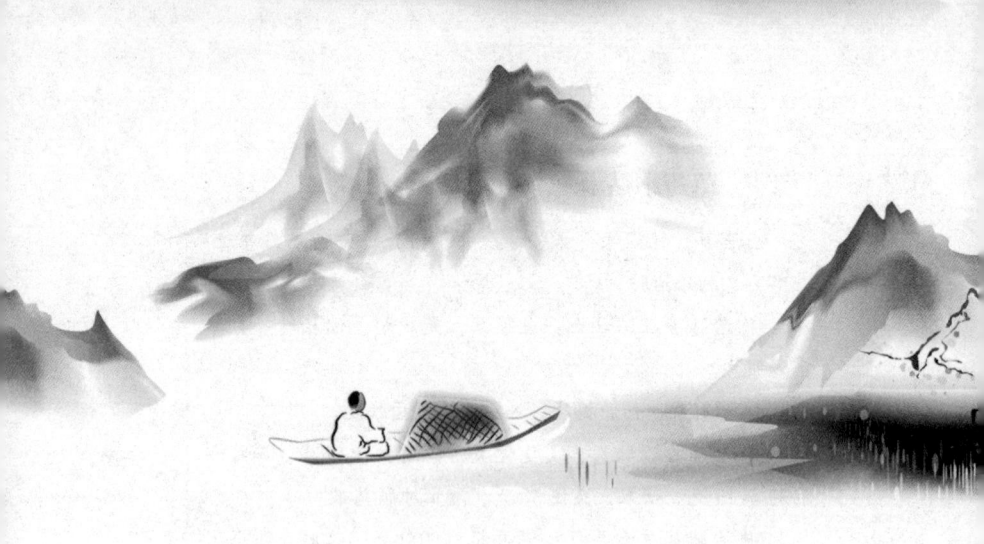

第 78 日
五味子

10月13日 晴 湖心亭公园

　　昨天讲到鱼腥草,也叫臭菜,可以当凉拌菜吃,它的主要功效是清热利湿,化痰止咳。不管是肺里的痰浊,还是尿道湿热,或者肠道灼热,它都可以清理。

肺炎

　　首先讲肺炎,比如大叶性肺炎、细菌性肺炎,表现为咳吐脓痰。

　　我们讲过细菌特别喜欢生存在脓浊的环境,而鱼腥草可以排脓浊,让细菌难以生存,用一味鱼腥草50～100克即可。如果痰热壅盛或咳痰黄稠,就用鱼腥草、金荞麦、浙贝母,各20～30克。当其他方法效果不理想的时候,可以用这个办法。

扁桃体炎

鱼腥草可以治疗气管炎、咳喘、扁桃体炎、咽炎等,用新鲜鱼腥草30~50克。一般急性炎症或者慢性炎症急性发作都可以用鱼腥草,因为急则治其标。

如果想要快速治好扁桃体炎,还有一招,就是直接把新鲜的鱼腥草榨汁,喝了之后咽喉疼痛感就会消除。如果你觉得味道太难闻,可以加蜂蜜。甜味药可以调和药味,所以汤药不好喝就加甘草,药汁不好喝就加蜂蜜。

皮肤疮疡

鱼腥草也可以外用,比如皮肤疮疡或蜂虫蜇伤等。

被大黄蜂蜇了后,薄荷、鱼腥草、马齿苋可以用,苦寒清火消炎热的药可以用,辛辣止痛痒的药也可以用,但是要怎么配出一个好的止疮痈的药呢?

今天就教你们如何配药,如果把这个方法学到,你们就可以随机应变了。

首先你们要把口诀记住,下面我们来一条一条地讲。

"麻辣治蛇咬",就是指具有麻辣、麻舌性味的两面针、豹皮樟等。

那天我们挖回来豹皮樟,我把它剁成片泡酒,拿了一小片嚼,结果舌头就麻掉了。两面针和豹皮樟都是麻辣的,把它们泡成酒,专治各种蛇虫咬伤。

"薄荷叶宜清风消肿之施",被虫类叮咬后,也可以用辛香的药材,比如薄荷。它可以止痛止痒消肿,还可以用于蜂疮、蜂肿等。如果没有药,你就用薄荷牙膏或者两面针牙膏,既麻辣又芳香,能止痛,也能解毒。

"芳香功止痛",就是说芳香的药物,其功效在于止痛,可以定痛祛寒湿。

腹部绞痛可以用藿香或者木香;头痛可以用川芎,芳香之味

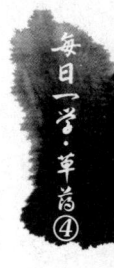

到达头顶；脚痛可以用巴戟天，穿筋透骨也带有一股强烈的辛香味道。

"酸涩可收敛"，即酸涩的药，具有收敛的作用。

上次有一位高血压的患者，血压高，而且睡不着觉，声音高亢，脉象有力，是实证。我说用四逆散加生脉饮、颈三药、五味子。颈三药即葛根、丹参、川芎，可以通血管，五味子酸涩收敛。服用后睡眠好了，血压降下来了，头也不痛了。

性格急躁的人就适合吃酸涩的食物，所以如果家里有人心急火燎，就可以喝山西陈醋。

"甘味补气雄"，就是说甘味的药可以补气。

如果一个人体虚气弱无力，就可以用甘味药，比如用枸杞子、大枣、巴戟天、黄精、人参、龙眼肉、荔枝肉等适量熬水，喝了后第二天醒来就能龙精虎猛。

"苦寒清心火"，即苦味的药可以清泻心火。

被蜂蜇了，刺挤掉后。第一，要用辛辣辛香的药以定痛治蛇咬，比如薄荷叶；第二，要用苦寒的药，比如穿心莲，苦寒清火消炎热。一个把毒热发出来，一个把炎火降下去，一发一降，所以用辛跟苦配合效果很好。

"咸味能软坚"，吃了咸味药可以软坚散结。

前段时间有个小伙子过来，咽喉里长了个疙瘩，我让他吃海带，然后硬疙瘩就软掉了。

"质重能镇静，质轻可发表"，意思是质量很沉重的药材偏于镇静，如龙骨、牡蛎等；质量轻的能发表。

鱼腥草，味辛，性凉。辛是辛散，解疮毒；凉是清火消炎热。所以治疗皮肤疮痈肿毒，可以将鱼腥草捣烂敷在患处。对于普通的疮痈初起更是药到病除。

🌿 肺痈

鱼腥草的排脓效果最神奇。

金元四大家之一、寒凉派的代表叫刘完素，最擅用寒凉药治疗急性热火病。他生活的年代经常打仗，最常见的就是疮痈肿毒和饥饿。饥饿就要用甘甜益力生肌肉，所以补土派李东垣的补中益气汤便横空出世了。还有疮痈肿毒，因各方面营养都不够，还经常担心害怕，身体里面也有疮火，此时要用寒凉药。

有一次刘完素和弟子上山采药，淋雨后发热寒战、吐脓痰，用常规的千金苇茎汤和桔梗甘草汤都没有治好。碰到当地的一位草医先生，送给他一味鱼腥草。当时刘完素已经痰热壅肺，咳吐黄色脓痰，就让他大剂量煎服鱼腥草，药煎出来是红色的，还有一股奇异的香味。1剂高热退，2剂痰就不再浓稠了，3剂则痰变清稀。

刘完素想我用经方都没治好，为什么吃这个单方草药就治好了，真是偏方一味气煞名医。于是他登门拜访老先生，问这是什么药，老先生告诉他这是鱼腥草。

后来刘完素就专用这味药治疗胸痛咳嗽、痰液黏稠，甚至肺脓肿（中医学称为肺痈），因此它也是肺痈要药。

孩子咳脓痰、浊痰的也可以用它，它善于清肺排脓，消痈解毒，而且这种痰是很臭的，痰越臭用它效果就越好。严重时痰就会形成痰核，人长期高热，炼熬津液，又忘了喝水，咳出来的痰是硬块，久了黏在身体里就是包块肿瘤，所以应及早用鱼腥草清肺。

鱼腥草也叫代刀草。因为打仗的时候被刀枪棍棒或木刺、竹片刮伤，如果木刺不及时取出来，身边也找不到抗生素，就会化脓感染，局部肿痛难忍。有没有一种药可以不必用刀割开，贴上去就可以把刺拔出来呢？有，就是鱼腥草。用锡纸包裹鱼腥草放在火灰里煨，熟了后再捣烂敷在上面，就可以把竹签、竹刺、弹片等吸出来，而且吸出来以后，局部还不会感染。记住鱼腥草要煨热煨熟。

鱼腥草号称天然抗生素，对于所有上呼吸道感染，如肺炎、咽炎、扁桃体炎、支气管炎都有效果。此外，对于消化系统感染，如肝炎、胆囊炎、肠胃炎、痢疾也有效果；甚至对于泌尿系

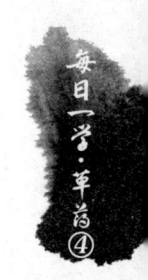

统感染，如尿道炎、肾炎、膀胱炎也有效果；对于妇科的盆腔炎、附件炎也有效果。鱼腥草抗菌作用非常广泛，而且口服没有副作用。

我们昨天讲过日本人很推崇鱼腥草，他们把鱼腥草称为仙药，因为它救过人命。日本有一本专著叫《鱼腥草治百病》，这里的百是指好多炎热。其实现在鱼腥草没有那么腥臭，煮熟以后，臭味就跑掉了，会发出一股像肉桂的香气，汤汁是红色的。

鱼腥草是饥荒年代的救命粮。

蒲松龄写过，"苦心人天不负，卧薪尝胆，三千越甲可吞吴"。所以功不唐捐，德不虚弃。越王当时能做到同患难，最终让所有人震惊佩服。

越王勾践回到越国时，正处于饥荒年代，兵都没有东西吃，后来老百姓跟他讲，有一种野菜可以充饥，他们就都去挖来吃，那就是鱼腥草，吃完以后战士的战斗能力很强。鱼腥草也是防止生气发怒的保健良药，所以怕上火就吃鱼腥草。这些战士经常练兵打仗，容易肝阳上亢，脾气比较急，吃了鱼腥草，人就会变平静，而且思维敏捷，能够做出正确的判断。

中国人讲究天人合一，到春夏之交就要多采挖鱼腥草，这叫"食其时，百骸理"，即顺着时令节气吃菜，身体百骸都会理顺。所以冬天要吃大白菜，春天要吃马齿苋，夏天就很多了。还有冬至前后，要吃山药，因为冬季补一冬，来年少病痛。所以吃当地顺时令节气的菜对身体好。

尿道炎症

鱼腥草与车前草相配，可以治疗尿频、尿急、尿痛、尿黄赤、尿道炎。新鲜的上两味药各用50～100克。服用不超过3天就会好。所以鱼腥草可以治疗尿道炎症，一是要用新鲜的药材，二是用量宜大。严重者可以将新鲜的鱼腥草捣汁兑蜂蜜，效果更好。

痔疮

现在得痔疮的人很多，痔疮红肿热痛者就用鱼腥草100克煎汤，也可以用熏蒸疗法，内外兼治。

判断一个人有没有痔疮或者急性痔疮发作，要看脉象，痔疮者右手寸脉偏大。

有一次老师把脉时，发现患者右手寸脉偏大，于是问，你有痔疮？

患者说，你才有痔疮呢。1周后回来说，医生，我去检查是有痔疮。

然后我问老师为什么能够摸出这种痔疮脉呢？

右手寸脉独大者不是肺热就是大肠有火。大肠长期积火，就会爆疮。这种现象不是肺热咳脓痰，脑袋里发胀，就是肺与大肠相表里，肺热想借大肠排热，排不利就会长疮。

所以肠热其实就是脏邪传腑，五脏产生的热量要借肠排出去，由于久坐，热排不出去，那就麻烦了。

所以有人就问该怎么排热呢？

当身体很热很烦时，就喝蜂蜜水，喝完后去走路，必须要走7公里以上，这样就可以免除扁桃体炎、咽炎以及痔疮之痛。治病时用3勺就好，不用太多，就是要出去走，使六腑上之油和热都出来，五脏就会清凉。所以久坐得痔疮，鱼腥草主之。当鱼腥草没有效果的时候就用大黄、黄芩，也能清肠肺之热。

局部的疮痛肿毒，未化脓者，鱼腥草捣烂外敷，已化脓者，鱼腥草捣烂再加蜂蜜外敷。好奇怪，被蜜蜂蜇了，用蜂蜜抹上去就会好。就像吃了白果后舌头发麻，吃太多了会中毒，用白果壳煮水喝就会好。还有吃橘子后，寒凉伤脾胃有撑胀感，用橘子皮煮水，喝了就会好。所以万物生长都是相生相克、阴阳一体的。

总而言之，鱼腥草有以下五大功效。

第一，清肺排毒，对于大气污染和抽烟导致肺部脓痰炎症者，它都可以清掉；第二，清肠排毒，如大肠里的浊垢以及肠

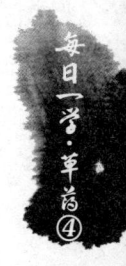

痈、痔疮等；第三，清血管排毒，如血管硬化、血管瘤等；第四，清小便排毒，如小便黄赤、尿道炎等；第五，清皮肤排毒，如皮肤的疮痈肿毒等。

鼻炎、鼻窦炎

上海民间有人用鱼腥草煎水熏洗，专门治疗妇人阴道瘙痒，效果很不错。在陕西，鼻炎、鼻窦炎流脓鼻涕也能用鱼腥草，清鼻涕可以用黄芪。

有2个得了鼻炎的小孩儿。我问他们，你们流的鼻涕是清的还是黄的？一个说很清，那就用黄芪口服液，服用3天就好。一个说，很浓稠。那就用苍耳子散，苍耳子、辛夷花、薄荷、白芷，再加鱼腥草、金荞麦。喝了以后，黄稠就消掉了。

常见的重剂起沉疴的草药还有败酱草。鼻窦炎，鼻子流脓浊像败酱一样，治疗时就需重用败酱草。

苍耳子散加败酱草50～80克，可去肺脏和肠道内的黏滞。

我所遇鼻炎患者大多是流清涕，唯独石印村有个鼻涕黄浊的患者。我让他用败酱草、鱼腥草各30克，加苍耳子散、四逆散。2剂后，流出物就由黄浊变清，3剂后鼻子就通了。鼻涕变清稀，就立刻服用黄芪口服液巩固正气。这就像把敌人赶出去，再筑起长城，对方就很难再攻入了。

所以鼻炎、鼻涕黄浊就按这个思路治疗。

当然如果能采到新鲜鱼腥草，用50～80克，直接煮水或者榨出汁来滴鼻子里，效果也非常好。

如果采不到新鲜的鱼腥草，就将干鱼腥草打成细细的粉，碰到背、手、腿上长疮痈肿毒，就用蜂蜜调和鱼腥草，一起外敷。

鱼腥草，对未成脓者，可以平；对已成脓者，可以消。

今天我们来看另一味药——五味子，这味药有点神奇，它五味俱全，皮肉偏酸甘，甘甜益力生肌肉，核苦，辛苦能破气。

五味子有2种服用方法，如果想泻火，就把它捣烂煮水，因苦能降火；如果火不大，又想补虚，你就不要捣了，直接煮，酸甜的味道就会比较明显。

捣烂与不捣烂的味道是不一样的，特别是捣烂后煮水，它的核就能入到深层次。比如生气后睾丸炎，或卵巢炎等，应该捣烂煮。

我和大家讲一个千金不换的神奇大补膏。

我在任之堂学医的时候，经常见到有人跟着一位道医师父去辟谷，有一些200多斤的，辟谷回来就100多斤，并且身体还很强壮，说明师父很有方法。师父说，方法就是用五味子熬膏，这种膏药熬出来吃了后就会身强体壮，普通人也可以吃。

以前道医葛洪写过，五味子五行之精气所化。古代道人修行能够年老有少年之色，面色如玉女，寒来不冷，热来不燥，就是因为平时多服五味子。

不耐寒暑

老人家夏天出汗多，烦躁怕热，睡不好；冬天天气凉，怕冷，这就是不耐寒暑，可以用五味子糖浆。当然自己熬更好，放在冰箱里保存，喝半个月到1个月，秋冬喝效果最好，因为冬主收藏。

为什么古代灵堂要布置是黑白色，因为它会让人像秋冬天那样静下来，赋予人一种收降沉敛之心，这种色彩让人哀而不伤，不会急躁。如果有人暴哭或暴躁后不舒服，就可以用黑白之色镇一下。所以黑白电影的年代很值得回忆，晚上看黑白电影可以养眼，而且看了以后不容易急躁。

五味子能养五脏气，是生津之妙药、敛肺之神品，号称是治疗咳嗽之神药。老年人夏怕热、冬怕冷就用五味子，它能酸收，能让夏天不那么热，而且金能生水，敛肺能生肾。

上次有个患者说要补药，但是脉象很亢奋，于是我给她开了五味子、枇杷叶等降气的药。

发脾气是大泻，降气就是大补，气顺的时候，手脚就有力，所以服用后腰酸胀感以及疲惫感就消失了。夏天的时候人觉得没

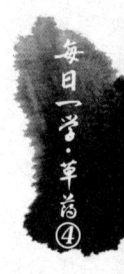

力气，等到秋高气爽时，手脚就慢慢有力了，因为气往下降了。

我观察到夏天即使没有病，身体也会虚弱。所以在夏天我们要服用参粉，这样气就不会消耗得那么厉害。秋冬季人的腿脚力量会自动强壮，因为在秋冬季植物的根最发达，所以采药是有秘诀的，花叶宜春夏，根薯应入冬。

比如采牛大力，春夏采的都是蓬松的，药效成分不到一半，但到冬至那天采得就特别香。还有蜂蜜，冬至当天的蜂蜜，可以保存10年不坏，效果也大增。

秋冬天其气在腰脚，春夏天其气在手。所以拳击运动员在春夏天要多练，跑步运动员在秋冬天要多练。所以手在早上练，脚在下午练。下午降收在脚，练的效果就很好。

碰到虚累的患者，我给他用生脉饮后，再加酸收之品，如乌梅、酸梅之类，或五倍子、五味子之类，让他的气力能够在脚下。

出汗

有些人总是头上出汗降不下来，就可以用五味子配合枣仁、麦冬、生地黄；还有人周身出汗，晚上汗出像漏水一样，长年累月不愈，可以用黄芪、当归、五味子、桑叶，服用后气力补足，汗孔收缩，桑叶和五味子能降，让汗水从小便排出。

还有出汗多，晚上睡不着觉的，重用五味子配茯神。因为"汗为心之液"，汗从皮肤出来，五味子收敛肺和皮肤，茯神宁心利水，让汗水从小便而出。所以五味子配茯神专治自汗盗汗，睡不着觉，心烦气躁。

咳嗽痰多

有人到黄昏就咳嗽，这叫黄昏咳，我碰到过2例，其实就是肺气不降。单用五味子30～50克煮水。古人讲到，凡咳嗽在黄昏，乃虚火浮于肺，不要轻易用寒凉，应重用五味子以敛降，效果奇特。

如果白天咳得严重，就用知母、贝母、款冬花，专治热咳。如果是晚上咳得严重，就用干姜、细辛、五味子，专祛寒痰。

有个顽痰极多的患者，痰白清稀量多，我让他服用四君子加干姜、细辛、五味子，1剂后，痰即化除十分之七八。

水库边有位患者的气管内痰浊停留多年，最终也用此方治愈。

五味子收敛之力能让干姜、细辛的化痰之功更强，张仲景组方小青龙汤亦有此意。

夜尿频多

老年人晚上排尿次数频繁，夏天还好，津液气化得比较快；到了秋冬天，天气冷了，尿就更多。有些人感凉后又受到惊吓，恐惧时尿就往下面走，这是精关不固，肾气不足，肾不能蒸腾固摄的结果。

五味子配覆盆子煮水。为什么叫覆盆子？以前人上厕所不方便，晚上就会在床底下放一个盆，可以将小便排在里面。晚上起夜很频繁的人，去摘一种中药煮水喝，当夜尿量就很少甚至没有，这个尿盆就可以丢了，覆盆子的名字就是这么得来的。所以用覆盆子配五味子，专门治疗老年腰酸、肾虚、小便多。

还有些患者早上一起来就拉肚子，五味子、吴茱萸打粉，治疗肾泻不愈，这就是特效方。

总而言之，五味子有"六止"。

第一，止咳。治疗咳嗽严重的黄昏咳。

第二，止喘。老年人气喘用人参五味子糖浆。

第三，止汗。出汗很多，黄芪配五味子煮水，自汗盗汗都有效，如果很热就加桑叶，怕冷就加党参。

第四，止泻。腰酸腿软、脚无力、小便多，用五味子配合附子理中丸，其效如神。

第五，止遗。遗精，或夜间遗尿，用五味子配合覆盆子。

第六，止躁。性躁心粗，用五味子糖浆。所以多动的孩子就要多吃酸的东西，比如冰糖葫芦、山楂果，吃到牙酸软无力，就不会躁动了。

今天分享到这里，更多精彩知识在明天。

中药小贴士

五味子，味酸甘，性温，归肺、心、肾经，能敛肺滋肾、生津、收汗、涩精。《神农本草经》："主益气，咳逆上气，劳伤羸瘦，补不足，强阴，益男子精"。

(1) 治肺经感寒，咳嗽不已：白茯苓四两，甘草三两，干姜三两，细辛三两，五味子二两半。上为细末。每服二钱，水一盏，煎至七分，去滓，温服，不以时。

(2) 治嗽：大罂粟壳（去瓤擘破，用白饧少许入水，将壳浴过令净，炒黄色）四两，五味子（新鲜者，去梗，须北方者为妙）二两。上为细末，白饧为丸，如弹子大。每服一丸，水一盏，捶破，煎六分，澄清，临睡温服，不拘时候。

(3) 治痰嗽并喘：五味子、白矾等分。为末。每服三钱，以生猪肺炙熟，蘸末细嚼，白汤下。

(4) 治肺虚寒：五味子，方红熟时，采得，蒸烂，研滤汁，去子，熬成稀膏。量酸甘入蜜，再上火待蜜熟，俟冷，器中贮，作汤，时时服。

(5) 治热伤元气，肢体倦怠，气短懒言，口干作渴，汗出不止；或湿热火行，金为火制，绝寒水生化之源，致肢体痿软，脚欹眼黑：人参五钱，五味子、麦门冬各三钱。水煎服。

(6) 治虚劳羸瘦，短气，夜梦，骨肉烦痛，腰背酸痛，动辄微喘：五味子二两，续断二两，地黄一两，鹿茸（切片，酥炙）一两，附子（炮，去皮脐）一两。上为末，酒糊丸，如梧桐子大。每服二十丸，盐汤下。

(7) 治梦遗虚脱：北五味子一斤，洗净，水浸一宿，以手按去核，再用温水将核洗取余味，通用布滤过，置砂锅内，入冬蜜二斤，慢火熬之，除砂锅斤两外，煮至二斤四两成膏为度。待数日后，略去火性，每服一二匙，空心白滚汤调服。

(8) 治肾泄：五味子（拣）二两，吴茱萸（细粒绿色者）半两。上二味同炒香熟为度，细末。每服二钱，陈米饮下。

(9) 治白浊及肾虚，两腰及背脊窜痛：五味子一两，炒赤为末，用醋糊为丸，醋汤送下三十丸。泻，用蕲艾汤吞下。

(10) 治烂弦风眼：五味子、蔓荆子，煎汤频洗之。

(11) 治疮疡溃烂，皮肉欲脱者：五味子炒焦，研末，敷之，可保全如故。

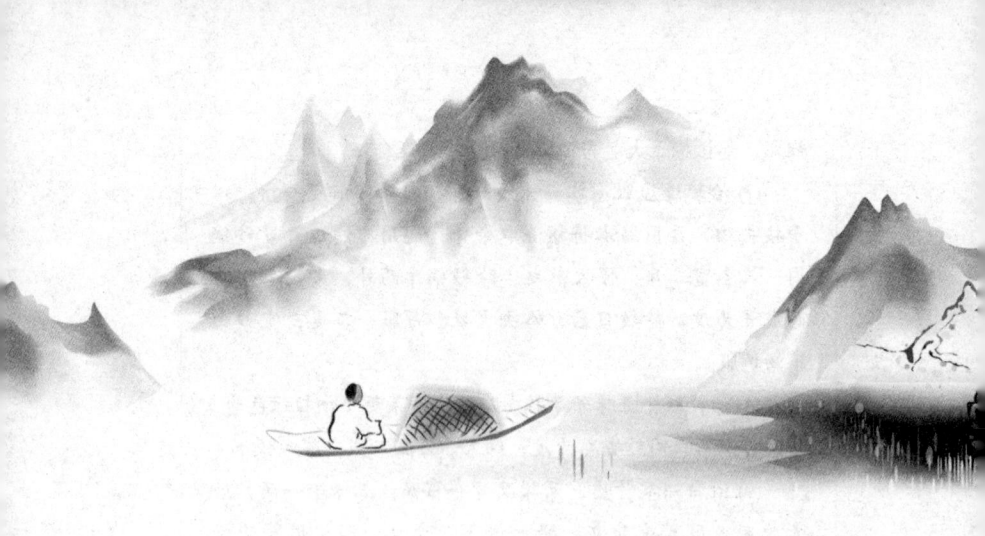

第 79 日
木香

10月14日 晴 湖心亭公园

昨天讲到五味子，顾名思义就是五味俱全的种子，酸甘辛咸苦。南方有一句俗谚，"酸甘辛咸苦，五味子最补"。因为它能够让你的精力都收在体内而不外泄，人老会颜容憔悴，会身疲力尽，那就是精气神的流失，而五味子能把精气神留住。

气喘

有人在夏天的时候总觉得气不够，又累又困，老年人甚至会出现气喘。要想留住他的肺气，就用生脉饮加党参、麦冬、五味子，党参补气，麦冬补阴，五味子把气阴留住。因酸涩能够收敛，没有五味子气阴补进去也会流失，有了它补进去的气阴才能固住。

上坪头有位老人，夏天气喘很严重，我说服用生脉饮，他吃完 2 盒就不喘了。可见五味子补心肺之气的效果很好。

骨质疏松

山里有个小伙子总向我抱怨，木柴硬，斧头钝，锄头重。我说，那是因为你体力不够。练了 1 个月后，果然就不觉得重了。

我建议大家平时就要尝试负重锻炼。以前的练功师傅还会在锄头上绑砖头。如果不负重精气神就沉不到骨头里，骨头就会松。

有位老人骨质疏松，吃了很多钙片也没有效果。我跟他讲，我教你一招对老年人缺钙绝对管用，你们以后如果遇到老年人腿抽筋、骨质疏松、膝关节不利都可以用这个方法。

我问他，你多久没干体力活了？他说有 4 年多了。

我让他用五味子糖浆，再去挑水或者负重，做力所能及的事情。因为人的身体骨架是根据承重能力来定骨密度的，承重多，骨密度就大。如果一直没有承重，上楼坐电梯，外出坐车，骨密度就会松。半个月以后，腿不抽筋了，握力也变大了。

不孕不育

有些患者问不孕不育怎么办？现在城市压力大，男子精子活力下降，数目减少，体能体魄都不够。中医学讲肾主生殖、发育，所以怎样才能固住肾精呢？

有一位患者三四年没有生孩子，想生但是生不出来。

余老师说，男用五子衍宗丸，女用乌鸡白凤丸，按照说明书服用，几个月后就怀孕了，而且还是顺产。

余老师讲，五子衍宗丸有 5 味药，枸杞子、菟丝子、覆盆子，都是普通的补肾药，最厉害的是五味子和车前子，五味子可以收敛固精，车前子可以利水，一补一收一利。六味地黄丸也是如此，熟地黄、山药主补，山茱萸主收，茯苓、泽泻、牡丹皮主利，这就是药物配伍。体力不够时，就用补药；消耗很大时，就用收涩药，脏浊排不出去时，就用通利药，这就是"补利收"。

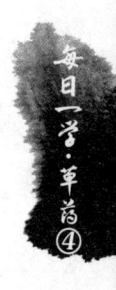

所以我们用黄芪、枸杞子、杜仲补肾气，用覆盆子、五味子收敛固涩，用茯苓、薏苡仁祛湿。服用后，腰部沉重、酸痛无力、坐骨神经痛、疲劳等症状就好了。昨天有学生问腰椎间盘突出、腰骨痛之类怎么治？也是"补利收"三个字。

失眠

有一个做文员的患者，睡不好觉。

我见他嘴唇煞白，显然是贫血，于是用枣仁、丹参、五味子各10克，水煎服。并且让他晚上睡前半小时不许玩手机。他做到了，失眠也就好了。

五味子号称生津要药，尤其在秋冬天，最适合收敛生津降肺。党参20～30克，麦冬10克，五味子8～10克，煮成一壶水，这比去药店买生脉饮要好很多。如果气力严重不够，就加几个大枣，或者兑一点蜂蜜。喝下去，体力就会倍增，就会觉得手上有力气。如果想要脚有力气，就加熟地黄，秋冬天可以封藏。生脉饮加蜂蜜、大枣可以使力从手上出，生脉饮加熟地黄可以使力从脚底出。

所以枣仁、丹参、五味子是治疗血虚失眠的要药。

咳嗽

3年前有一位80多岁的老人，总是咳嗽，我问他什么时候咳最严重？他说，天气干燥的时候比较严重，夏天还好，到了秋冬天就一直咳。说明身体需要滋润。夏天咳重与冬天咳重不一样，冬天咳得严重，我们就要养阴滋润。用麦味地黄丸，即麦冬、五味子加六味地黄丸。服用3盒后，秋冬天就不咳了。所以老年人秋冬天出现干咳甚至带血，就用麦味地黄丸。

今天要跟大家讲的这味中药非同凡响，它号称广东十大名药之一。这味药就是木香，因为产自广东，又叫广木香，是气滞要药，能醒脾行气，解郁止痛，乃治气之总药。

"心烦气躁五味子，意气用事广木香"，就是说如果一个人心浮气躁，就给他用五味子，因为酸能静；如果小儿多动，就用四君子加五味子、枣仁，能安神镇静；如果一个人很容易意气用事，经常焦虑紧张，浮躁易怒，就用木香。

木香性味芳香浓烈，放锅里煮时，隔得很远也能闻到它的味道，为三焦宣通要药，能治11种气。

第一，和胃气。

上车村有位患者中秋以后胃总是反酸，因饮食不节制，导致胃气不和。用木香3~5克，陈皮、麦芽各8~10克，又称和胃气三药。当地的村民来找我看病，我一般建议2、3味药。因为能治好，也省钱省事，并且我还会告诉他们一些健康保健茶饮方。

他喝了2次，胃气就不胀了，也不反酸了。

木香力量很强，一般像芳香类药煮沸1分钟后，就把盖子盖上，防止因香气飘走而起不到芳香行气的作用。

第二，通心气。

心气堵塞会出现心慌胸闷、背痛、肋胀。

前几天有位患者，因胆囊炎引起肋部疼痛、胸闷。我让他用木香、三七、丹参打成粉，冲服。丹参、三七活血不留瘀，木香芳香行气而不滞，气通血活，何患疾病不愈。服用1次，觉得气通了。服用3次，胸就不闷了。胸闷、心气不通、胆胃不降，都可以用上3味药，打成粉，每次1小勺，吃下去马上就能通。但为什么加丹参？因为丹参还可以补，不然用太多行气药，人会觉得气不够。

第三，降肺气。

诸气膹郁，皆属于肺。

有些人吃很多辣椒或者发脾气后就会肺脉宣张而咳嗽。

在余老师那学医时，有位患者咳嗽了半个月，抗生素、消炎药、凉茶都试过了没有用。余老师说那就用胸三药，枳壳、桔梗各10克，木香5~10克。年老体弱者，加炙甘草5克。枳壳降胸气，桔梗升胸气，木香降肺气。病愈即止。

第四，疏肝气。

我们经常会碰到夫妻之间吵架，女人胁肋胀痛，男人得脂肪肝，脸色发黑，嘴唇乌青，这是因为有血滞，而血滞是因为有气滞，所以我们要行气。

上次四村有一对夫妻吵架了，我开了颠倒木金丸，这是《医宗金鉴》的名方，只有木香和郁金2味药。我就用这2味药来治疗顽固胆囊炎和反酸。木香、郁金等分，打成粉，米糊为丸或炼蜜为丸。当天吃下去就放了很多屁，所以木香、郁金能疏肝气，让肝胆疏泄畅通。

久坐后，胆部瘀积，腹部堵塞，心肝火旺，头晕头痛，上中下三焦均堵塞，我们应该治哪里？治中焦，就是肝胆、脾胃，所以用木香、郁金疏肝胆、脾胃之气，基本上肝郁气滞的患者吃下去就会好。

现代研究发现，木香、郁金、香附，这3味药能够让胆管变得很开阔。所以胆道有石头搬不出去时，要拓宽胆管，就用上面这3味药。

有一次治疗胆结石，大家都说用金钱草或者大黄，它可以把胆腑中的石头送出去，但是门太狭窄了也出不去，所以要想把门打开一点，还是要加木香、郁金和香附。

第五，快脾气。

当看到食物时，能吃却不想吃，这是为什么？能吃是胃好，不想吃是脾气滞塞。哪种类型的人最容易得？思虑过度的人和整天对着电脑的人，因为思伤脾；久坐伤肉，脾主肌肉，所以久坐会伤脾。我们要让脾肉得到锻炼，又要让思虑化解，就用香砂六君子丸。这种情况，不看电脑，再配合服用香砂六君子丸，1剂药就能治愈。

在广州大学城读书的孩子暑假回家，她妈妈说，家里做这么多好菜，孩子都不吃。我说，那是因为不饿，你就做普通的萝卜粥或者菜尾粥，这些粥可以养胃。身体差的时候，要用淡粥来养胃。放化疗患者，后期胃消化不好，都要用清粥养胃，然后再服用香砂六君子丸，木香、砂仁加六君子，汤剂或中成药都可以。1盒还没吃完，胃口就开了。所以我体会到木香、砂仁相配，可以快脾气，让脾胃不至于滞塞。

第六，暖肾气。

小孩子疝气、先天性肾虚，可以用茴香橘核丸或天台乌药散。天台乌药散方歌为：天台乌药木茴香，巴豆制楝青槟姜，行气疏肝止疼痛，寒疝腹痛是良方。

小茴香配木香可以暖肾气。

珍仔围有个小孩子得了疝气，我说将小茴香、木香研成极细的粉末，拌些粥给他吃，吃了就好很多。

第七，消积气。

积，即积滞。一个人的肠胃里有积，舌根部苔腻，吃饭不知香臭，还要吃得很重口味。吃得口味越重，血管堵塞得就越严重。

上次有个老爷子过来说吃东西没胃口，舌苔厚腻，我给他用四逆散加木香、山楂、鸡矢藤。余老师称这三味药为开胃三药，可以和保和丸、保济丸相媲美。小孩子胃脘有积，吃不下饭，用2次开胃三药胃口就开了，上午吃下午就要食物，就是这么快。

上次有个小女孩，她奶奶总是端着饭追着她喂，她也不吃。我说我可以有办法让她追着你来吃饭，就用木香、山楂、鸡矢藤打成粉，平时她口渴了，给她泡茶就可以。喝了3天后，积就融化掉了，舌苔也干净了，小女孩吃饭也正常了。

所以如果觉得自己最近吃东西不香了，就可以吃保和丸、大山楂丸，或者木香、山楂、鸡矢藤打成粉服用，宿食消融后就会有饥饿感。

这3味药还是癌症晚期患者的保命三药。

张仲景提到癌症要保胃气、存津液。因为有胃气则生，无胃气则死。

有一个90多岁的老爷子，医院里已经下了死亡通知书，他的儿子找到我，儿子也70多岁了，问怎么办。我说，我们先给他提升胃气，不要讲去治癌，老人家已经90多岁了，就像老树有些疙瘩也是正常的。我用木香、山楂、鸡矢藤打成粉，再加红参。因为老年人要消补同用，红参补气，木香、山楂、鸡矢藤消积，补气消积并行。吃了药以后，胃口大开，后来成功出院，在家里又多活了1年。这是开胃气上好的药方，以后逢年过节，家里老年人有积滞，就用这个方子。

山楂打粉之前要去核，山楂核可以治疗疝气，一般种子的核破气力量大，有些人吃了会拉肚子，而肉能养核，营养成分较高。大枣也一样。古人说有人生气会阴毛着火，这种郁气是阴气，生气后会肿胀以及小腹痛，这时就可以用木香、小茴香、龙眼核、荔枝核、芒果核、山楂核等煎水服用。

第八，温寒气。

夏天最常见到饮食生冷后腹部绞痛，这时就可以将干姜和木香打成细粉，每次1小勺，2次就全好了。这个就是著名的诸葛亮行军过程中用到的散剂——行军散。

以前行军打仗，士兵要带3样东西。

一是三七粉。中弹或划伤后局部化脓肿痛，就可以用三七粉救命。

二是行军散。现在可以直接买到成品。以前行军打仗时，士兵换新地方容易水土不服，肠胃胀气，东西也吃不下，人就会死，将木香、干姜、藿香等香类药打成粉，吃下去就好了。

三是耐饥丸。用黑芝麻、火麻仁、枸杞子等炼制成丸药，就相当于压缩饼干。所以以前辟谷的道人在山里要忍受风冷，又没有充足的食物，他们就用耐饥丸，吃完2天不饿。

第九，顺逆气。

如果一个人生气后面红耳赤、口腔溃疡、脖子大等，就可以将大黄、木香研成粉，每次1勺，服用1次就好了。若气得口干舌燥，服用它可以顶得上一壶水，因为降气实则降火，气不降，拼命喝水也没有用。

饮酒后眼睛发红，像兔子眼睛一样，一般用桑叶也可以，但是要想好得更彻底，就要木香、大黄、桑叶3药同用，以降肝火、解酒毒，1剂而愈。

第十，达表气。

秋冬季节一阵冷风袭来，你的鼻子就堵住了，这时就要把表面的寒气发散出来，用苍耳子、辛夷花加木香，香类药能醒脾开窍。将这3味药打成粉放在罐子里，如果有人说鼻子堵塞了，就可以让他服用。每次1勺，白天用，晚上就能通，算得上是药房里的镇店之宝。

第十一，通里气。

肠道里有糟粕，舌苔黄腻时，可以用香连丸，也就是木香和黄连。

有一位患者一直拉肚子，总是不好。我说，你吃香连丸就好了。因肠道有积滞，痢无所止，所以用通法。木香、黄连可以把肠道里的脏东西排出到肠道外，这叫通里气。

总而言之，木香能行肝胆肠胃的滞气，能通周身上下诸气，对于肝胆肠胃引起的胀闷、堵塞、嗳气、反酸、腹胀，都有神效。

今天分享到这里，更多精彩内容在明天。

草药小贴士

木香，味辛苦，性温，归脾、大肠、三焦经，能行气止痛、健脾消食。

(1) 治一切气不和、走注痛：木香温水磨浓，热酒调下。

(2) 治内钓腹痛：木香、乳香、没药各五分，水煎服之。

(3) 治一切气攻刺腹胁胀满、大便不利：木香150克，枳壳（麸炒微黄 去瓤）100克，川大黄（锉碎，微炒）200克，牵牛子（微炒）200克，诃黎勒皮150克。上药捣罗为末，炼蜜和捣丸如梧桐子大，每服食前以生姜汤下30丸。

(4) 治中气不省人事、闭目不语，如中风状：广木香为末，冬瓜子煎汤，灌下 10 克。痰盛者加竹沥、姜汁。

(5) 治痃气胃冷、不入饮食：木香、蜀椒（去闭口及目，炒令汗出）、干姜（炮裂）各 50 克。上 3 味捣罗为末，熔蜡和丸，梧桐子大，空心温酒下 7 丸。

(6) 治宿食腹胀、快气宽中：木香、牵牛子（炒）、槟榔等分，为末。滴水丸如桐子大，每服 30 丸，食后生姜、萝卜汤下。

第 80 日
金钱草

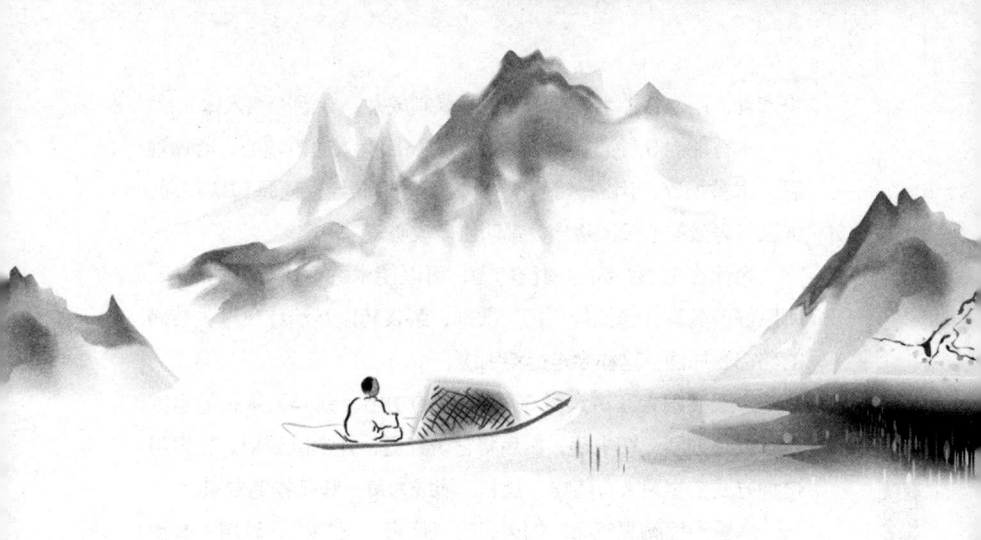

10 月 15 日 晴 湖心亭公园

　　昨天我们讲到广东十大名药之一的木香。它能行气止痛，也能消食导滞。肠胃气滞、心胸闷塞、肝胆瘀滞、血管闭滞以及经络堵塞导致的疼痛都可以用木香。

　　我在大学时很喜欢用木香顺气丸。我有一个亲戚出去吃海鲜，喝凉啤酒后，回来就腹胀，积滞在胃肠排不出去。我让他服用木香顺气丸，1 次就好了。所以饮食不节导致的肠胃胀气、心胸闷塞，都可以用木香顺气丸。

　　木香是治气总药，而香附是气病总司令，它们两个各有所长。香附偏于理肝胆之气，而木香偏于理肠胃之气，性味芳香温和，能升能降，还能定痛祛寒湿。

　　《本草经》言，"木香主淋露"，就是说淋雨或感雾露之邪都可以用木香。秋冬天气，早上出来免不了风寒入体，就可以炼制木香蜜丸，用木香加生姜或干姜，再炼制成丸，专治冷气入体。

木香能治9种心痛。《药性论》讲，治女人血气攻心，心痛难忍，木香捣碎，用酒送服一小勺。不管是痛经，还是包块积滞，或胀气导致的心烦闷疼痛，都叫血气攻心。

为什么加酒？因为酒行药力，可以使木香更快地到达病所。所以好多药物，包括行气药、散剂、解表药以及治疗风湿关节痛的药都要加酒，这样会走得特别快。

今天要跟大家讲大概50种木香的功用。我学习木香的思维方式就是搜罗一切古籍，然后将它研究透，并学以致用。如果用这种方式去学习所有药物，我们都能成为每一味药物的专家。

木香治疗胸膈气滞。如果患者气堵塞，又怕冷，就用木香和肉桂打成细粉，水煎服，即香桂散。比如中老年人冠心病、心绞痛、心胸闷塞等。

胃中梗阻，饮食不下，用木香配青皮，青皮能让人体的气走得很快，木香行气醒脾。所以饮食积滞可以用青香散。

我们当地有一位老先生擅长治疗男女气滞、肝胆脾胃堵塞。不管是胆囊炎还是胃痛，虚证用四君子汤，实证用二陈汤，然后再加木香醒脾，效果都很好。他知道现代人百病皆生于气，木香理脾气，青皮理肝气，所以不管是饮食堵塞，还是生气闷胀，都可以用木香配青皮。

特别是孩子看到饭不好吃，就赌气，吃撑后又胀气，两气交汇在一起，就将木香、青皮打成粉，煮水喝，气就没了。

进食凉冷的食物导致中焦冷痛，就用木香跟乌药，乌药擅调冷气。

我们前面讲过人最怕3种冷：一是饮食冷；二是风寒冷；三是心态冷，冷言冷语，伤人最重。

风为百病之长，寒乃万邪之司，所以人的阳气少了，寒气就易侵袭身体，以致关节活动不利。

为什么人越老就越不灵活？古人研究火球杂技发现，热气越足，火就转得越快；反之，火就转得越慢；热气没有了，就不转了。人也是这样，人死后尸体僵硬，其实就是阳气退化，寒气增长的过程。所以我们要制阳光消阴冷，这是治病的大法。

乌药和木香可以治疗冷气。木香发散寒气，消除肠胃冷气，配合乌药还可以消心里的怨气，所以妇人爱抱怨就用理中丸加乌药、木香，理中丸理中焦，吃了肠胃暖，人也会变得热情。

胃痛

胃痛散是《青囊秘传》里的胃灵丹，是急性胃痛的特效药。现代已经把它做成了中成药，就是元胡止痛片，即延胡索、木香等分研末，具有理气止痛的功效。

急性胃痛者，吃下去就会好。食多撑胀，饭后立即运动或久坐后胃胀得很严重，胃痛散半勺，水送服，就不痛了。用酒送服效果更好，因为酒能够活血化瘀。

这就是简易胃痛散，它可以列入我的《新肘后备急方》。你们要记住延胡索、木香善理胃痛效果良，温通气血人人赞。

小孩子久坐湿地后肚子痛，就用木香配合乳香、没药打成粉，效果很好。因为是小孩子，所以每次服用少量就好，吃了肚子冷痛就会消失。换季节或者水土不服，也可以用木香、乳香、没药，等量打粉，小剂量服用。乳香、没药活血止痛，木香行气止痛。

痛经

上次有一位顽固性痛经的患者，我说用四逆散，为什么呢？

因为她每当着急、生气或者吃凉冷的东西后就痛得很严重，四逆散加木香、乌药、乳香、没药，服用后痛经就好了，木香、乌药暖腹气，乳香、没药排瘀血。

腹胀

现在暴饮暴食和忧愁思虑的人越来越多。食伤用白术，瘦人用白术可以增重，胖人用苍术可以减肥。苍术的味道雄烈可以祛湿气，能让一个胖子变灵活。所以食伤用白术。忧伤用枳实，枳实能导滞，能够破胸捶，胸中忧虑就像下雨一样流到肚腹去。饮伤用木香，饮伤不能化气化水，用木香通畅气机。这3味药研末炼蜜为丸，就叫木香枳术丸，温水送服，专治饮食伤和忧虑伤，能开胃进食。

这个方子是我在大学时从一位师兄那里学来的，那时他已经开始带学生了，很多老师都找他看病。他最擅长的是治疗小儿肠积气滞，而他的方子就是香砂枳术丸，即木香、砂仁、枳实、竹茹。基本上他治疗消化系统疾病都有这个引子。

有个小孩子腹胀，吃了很多药都治不好，于是找到他。

他说，孩子胀气太久了，不能用消利的药，要用培补的药。因为久滞必虚，所以四君子加木香、枳实，1剂药就好一半，3剂药就完全好了。

我们再讲喝冰冻啤酒的良方。有些人喝冰冻啤酒后腹胀怕冷，手脚冰凉，就用木香、干姜和川椒，这也是十三香。如果你们觉得有冷气入胃时，可以放点香料在粥里煮着喝就好了。

胁肋胀满

再看大便不通导致的胸肋胀满。

有一位老爷子便秘，胸胀头痛。如果一个人下腹部堵塞，心肝爆涌，头部就满了。就像河流堵塞，下游不畅，上游的水就会溢出。所以人肠胃堵塞，心中爆满，大脑里的脑细胞就水漫金山，这时就要抓紧放水，所以上游有病治下游，下游有问题要治上游。

我给他用四逆散加木香、枳壳、大黄，木香行气，枳壳降气，大黄排气。这3味药可以治疗一切肠积食积便秘，胸肋胀满。1剂后大便就通了，之后就不用喝了。泻药通常中病即止，我见到实证堵塞用泻药时一般就开2剂，通了就不再服药。木香、枳壳等量，大黄要小剂量服用，3~5克可以健胃，因为胃以降为和。所以我上次跟大家讲，大黄就是大补，取推陈出新之功，六腑以通降为补。大黄用到 10 克左右，泻下之力就比较峻烈。

🍃 痢疾

痢疾、大便脓血、里急后重者，排便不尽，不欲饮食，中焦痞塞，上面食物进不来，下面脏垢出不去。《黄帝内经》讲："出入废则神机化灭，升降息则气力孤危，故非出入则无以生长壮老已，非升降则无以生长化收藏。"所以人体的升降出入是很重要的。

香连丸，即木香和黄连。苦寒清火消炎热，辛香定痛祛寒湿，木香能行气调血，黄连能去十二经和肠道的瘀热，所以木香配黄连既能消炎热，又能祛寒湿。两者相配专理肠道、消化道的脏垢，而不仅仅局限于痢疾。行气则便脓自愈，调血则厚重自除。

有一位患者无腹泻，但肚腹时时隐痛，医院说是慢性阑尾炎。我说用四逆散加木香、黄连、败酱草、大血藤。服用 3 剂后就说好了。

🍃 食积发热

小儿食积发热，黑白丑炒香，再加木香。这个方子在余老师那用得很多。以前余老师每年都要配这个散剂，已经治疗百余例小儿食积发热。黑白丑，又叫牵牛子，能下肠胃、膀胱的水气和大便积滞，以通利大小便，炒香可增强健脾之力。

小儿因外出游玩或其他原因，回来后生病发热，高达 39～40℃，服用布洛芬混悬液无效者，就可以用这个做成散剂，吃下去，小孩会排出乌黑色的大便，直到大肠排空，停止服药，再辅以暖粥养胃，就可以退热。这叫撤热下行，扬汤止沸不如釜底抽薪。

《普济方》这本书很厉害，搜集了很多良方。它里面就讲到木香、牵牛子捣成末糊为丸，专治小儿腹胀、疳积、发热、吃不下饭等。

以前有位富人到欧洲去旅行，水土不服，导致上吐下泻，医院用尽各种办法都没有用。后来他碰到一位中国游客，让他喝藿香正气水，就好了，所以治疗水土不服就用木香配合藿香、佩兰。

怎么判断他是因为水土不服呢？答案是看舌苔，舌苔厚腻，肠胃气滞，里面停滞久了就会腐败，浊气会熏到大脑，胃口差，人也感到闷。这时就要用木香、藿香、佩兰等芳香类药物，以辟浊辟秽。

食不知味

上次有一位患者舌苔厚腻，舌根部腻代表下腹部肠道有堵塞，吃东西不知香臭。我给他用四逆散加木香、藿香、佩兰，喝完以后，他说家里饭菜太咸了，以前他都吃不出来，现在终于恢复味觉了。所以恢复味觉要用这些香类药，它可以把肠道里的积垢清理干净，神经各方面也就敏锐了。有些老人总觉得饭菜不够咸，就可以让他服用藿香正气，或者藿香、木香，肠道里的污垢清干净了，他也就能吃出食物味道了。

胆囊炎

还有胆囊炎以及肝部疼痛，严重时会痛连到肩背，口苦咽干。木香、姜黄各 10 克，这是治疗胆囊痛，痛连肩背的特效药，也可以研末制丸。

胆囊炎急性发作时，重用木香转气血，郁金重用 50～60 克。

家具店老板胆囊炎急性发作，向我寻求治疗方法。我本想直接说用郁金 60 克，又担心单味药的药量太大药房可能会不给抓药。于是便告诉他用木香、郁金各 30 克治疗。

1 剂药后，绞痛感消失，本来疼痛连及背上需用颠倒木金丸，但此时已经重用木香和郁金就不必再加其他药。

疝气

我跟师期间，有一位年轻小伙子过来说睾丸隐痛，川楝子 10

克，小茴香、吴茱萸各5克，木香8克，这就是著名的导气汤。服用2剂就好了。

后来才知道原来是晚上出去时坐在桥边的石头上，着凉了。古人讲冬不坐石，夏不坐木，就是说冬天不坐清冷的石头，怕寒凉入体；夏天不坐淋过雨的木头，以防湿浊沾身。长时间坐就会出问题。

很多名医都很推崇这个方子，同仁堂的茴香橘核丸，也是由此方化裁而来。茴香橘核丸专治疝气疼痛，小茴香和橘子核偏暖，而川楝子偏寒，一寒一热就会升降诸气。如果家里老人觉得阴部周围疼痛，可以用茴香橘核丸。

鼓胀

鼓胀，身体浮肿，肚腹胀满，为虚实夹杂证，应消补共用，木香、槟榔消胀，胀气消掉后，还要用山药、莲子之类以健补脾胃。等体力恢复得足够了，再用通泻之法。就像我们五经富的水库，蓄足水后，一放水就能把下游的脏东西冲干净。

脂肪肝

基本上有双下巴的人，肝部都会囤积一定量的脂肪，那么肝部积聚应该用什么呢？需要找一味能够把油脂化掉，又有清理功能的药。分化油脂靠金银花、制首乌，清理靠木香、香附。用行气药配清热解毒药和养阴药，就可以让肝部的脂肪油垢和湿浊毒素排净。

比如扫地，灰尘满天的时候，第一步要洒水，制首乌相当于洒水。第二步要用扫把扫出去，木香和香附就是扫把。第三步，金银花能够解毒也能解郁。很少有花类药既能解毒又可解郁，金银花就是其中之一。凡花带怒放之象都能够解郁。所以用金银花解毒、解郁、通利。

淋证

《普济方》上有个木香汤治疗小儿大便不通，用大黄、陈皮、

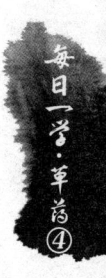

木香、大黄去六腑积，木香、陈皮行肝胆脾胃气。行气与下积共用，就是治疗大便不通的总的思路。

木香能通肠气，也能通膀胱气。

老年人小便点滴不下，用香类药，葱炒热加酒，敷在腹部，不一会儿小便就出来了。葱有通中发汗之效，发膀胱之汗就是利尿，发皮肤之汗就是解表。

也可以用木香、沉香等量研末，煎汤代水，共煮陈皮茯苓汤，这也就是二香散。木香行中焦之气，沉香能下沉至下焦尿道，两者相配，气行则水行。

陈皮、茯苓、木香、沉香治疗老年人气郁型小便不通，人生气紧张时尿道不通就用这个方子。

水肿

以前我跟诊时，看到老师在水肿患者的五苓散里特别添加了木香、川芎。我说为什么加这2味药？老师说，气行则水行，气滞则水停。有些人两条腿不能动，服用这个方子后，气血流通，腿脚也灵活了。所以木香、川芎行气药，加茯苓、泽泻、牡丹皮、猪苓等利水药，脚部的肿胀就会排掉。

乳腺增生

普通的乳腺增生，可以重用陈皮和橘子叶。如果局部已经长成硬结，就用陈皮、橘子叶、木香、三棱、莪术研末，大概服用2个月，硬结就消得无影无踪。

这5味药号称行气五虎将，能够去除乳房中的严重结核。普通的结核积气就用陈皮、橘子叶、木香；小积气就用陈皮、橘子叶；偶尔闷胀，可以单用一味陈皮。

很多的名老中医治疗乳腺增生时，陈皮能用到50～80克。

所以同样的人同样的药，但是剂量不同，效果也就不一样。不要以为只有甘遂、大戟这些猛药才可以治疗癌症肿瘤，大剂量的陈皮和麦芽也能融化瘤块，并且对身体的伤害也比较小。

痈疮

有一位患者脚底长了恶疮，就是不破。我说直接用剪刀剪破。他说，太痛了。于是我用半夏捣烂外敷，第二天疮口就破了，疮水流出来。

如果想愈合得再快一点，木香、黄连、槟榔打成粉，称为恶疮粉，撒在疮口上。如果疮口是干的，就用油调敷；如果疮口是湿的，就直接敷，疮口就会很快愈合。

狐臭

海南有位患者因为狐臭要去做手术。

我说这个根本不需要手术，身体排浊是好现象。你如果不重视饮食，做手术也没有用。我让她清淡饮食，晚上别吃肉，再用醋泡木香，涂在腋下，可以治疗腋臭。因为芳香辟浊，酸涩能收敛荡涤污脓。肠道堵塞，也可以用醋清理。

急性腰扭伤

以前急性腰扭伤时，我就用土鳖虫打粉，黄酒冲服。但动物药难吃难闻。后来我用木香、川芎等量研末，每次5~6克，黄酒冲服。木香是行气要药，川芎是活血要药，都可以通上达下，效果非常好。

下面我们来讲另一味药——金钱草，它号称千两黄金都不卖。古人讲，面部发黄，就是黄疸，也叫黄沙走胆、通身金黄。

结石

民国时期，有位西医名家，他说中医治疗结石，如膀胱结石、肾结石，都没有效果，只能通过西医手术才可以。后来有一次这位医生去拜访老友。老友在床上躺着说，我没办法下床接你了。医生就问怎么了？老友说，这20多天，排小便时就像刀割一样痛，日日加重，已经请了好几位医生了，都没有好转。

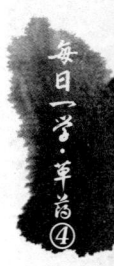

医生摸了摸老友的腹部说，这是尿潴留，于是就去找导尿管来帮他导尿，导进去探到有石头堵塞，一个像核桃那么大，一个像麻雀卵那么大，堵得太严重了。他就说想要根除必须手术。老友说，我宁愿死也不要用刀把自己割开。医生说，除此之外别无他法。

2个月后，他再次回来看老友时，老友居然面带喜色，还拿出一个小罐子给他看。医生打开后看到里面有半罐细沙，这就是堵塞在老友尿管里的石子。医生特别惊讶地说，结石必须手术才可以，你用的什么方法？老友说，我就吃了一味草药，膀胱尿道里的沙石就排出来了。

医生大惊失色地说，什么药这么神奇，这么坚硬的石头都可以排出来。他很怀疑，还亲自用导尿管试探，果然膀胱尿道里没有石头了。老友就说，受一位侠客所传，就是金钱草。

一般每次用10两煎汤，煎一大壶水代茶饮，结石就能慢慢融化。我大概喝了5次就痊愈了。

有一次一位老人来找医生，老人经常出去干活，出汗多还经常忘记喝水，尿道结石有7年多了，痛得很剧烈，结石有桂圆和蛋黄那么大。医生用四大把金钱草，煎汤后让他服用，服用后结石就自动排出体外了。

以后凡是碰到小便刺痛、点滴不下，有结石的患者，医生就给他用金钱草，屡试不爽。

现在好多人说金钱草没有效果，那是因为使用的量不够。治疗尿道炎、膀胱炎都是20～30克，如果积滞严重可以用到50克。

清远市的结石患者特别多，可能与当地水的质量有关。有一位清远的患者过来看结石，想开一个方子回去服用。我就用四逆散，加金钱草50克，海金沙、郁金各20克。因为久瘀必虚，久虚必瘀，一个人久病或者堵塞久了，就会虚弱。所以再配合黄芪、党参各20～30克。我现在很少使用鸡内金，因为植物药可以治疗的，就不用动物药。他服用10余剂，结石就消掉了。

金钱草8~10克可用于治疗口苦咽干；20~30克可以利尿，50克可以消结石。

今天我们就分享到这里，更多精彩内容在明天。

草药小贴士

金钱草，味甘咸，性微寒，归肝、胆、肾、膀胱经，能利湿退黄、利尿通淋、解毒消肿。

(1) 治黄疸初起，又治脱力虚黄：神仙对坐草三叶，白荷包草、平地木、茵陈各三钱。水煎分三服，早、中、晚下。

(2) 治腹水肿胀：过路黄鲜草适量，捣烂敷脐部。

(3) 治肾虚水肿：四川大金钱草、小茴香。炖猪蹄子服。

(4) 治石淋：过路黄一两，水煎服。

(5) 治胆石症：大金钱草、狗宝。研末，蒸猪肝服。

(6) 治一切疝气：仙人对坐草、青木香。二味捣汁，冲酒服。

(7) 治疔疮：过路黄捣汁，兑淘米水或酒服。

(8) 治跌打损伤：过路黄鲜全草，洗净，捣汁一小杯服。

(9) 治骨折：四川大金钱草、二郎箭、见血飞、大血藤皮。研末，调麻油包患处。

(10) 治毒蛇咬：神仙对坐草捣汁饮，以渣敷伤口。

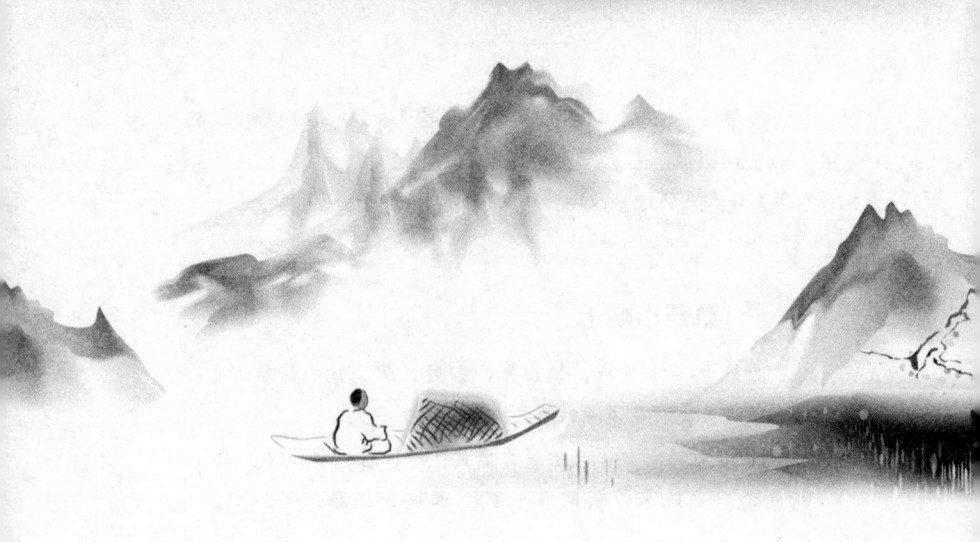

第81日
茯苓

10月16日 雨 湖心亭公园

昨天我们讲到了金钱草。

金钱草是一味看似普通,实则如黄金般贵重的草药。它有利尿通淋、利湿退黄、清热利湿的作用,能去胆肾的结石,用于治疗急性慢性胆囊炎、急慢性尿道炎及结石肿痛等。

🍁 结石身黄肿

金钱草是石头的克星。

石头在体内累积有2个原因:一是过食肥甘厚腻、居住地水质差,导致血液浓稠;二是缺乏运动,气血推动力减小,使脏垢沉积。

五经富有位结石体质的患者,结石反反复复地长出,一直不能根除,平均每2年就要除一次结石。

有一次长结石时，他整张脸都呈黄肿状态，我建议他尝试用金钱草煮水来治疗结石。

四川有一首中医民谣：黄沙走胆身黄，金钱草是救命王。焙干为末冲甜酒，草药更比官药强。这味生长于寻常乡野的草药在治疗一些疾病时有着超于常规中药柜里昂贵药物的功效。

金钱草50～80克煮水，可以消除患者面部黄胀，服药半个月后结石消掉大半。由此可见，此为泥沙样的结石，容易治。

黄浊

此后我在治疗脸上黄浊、手黄的患者时，首选的3味药就是茵陈、金钱草和栀子，它们都可退体内的黄浊。

体虚者加黄芪、党参。有因贫血而致的脸色萎黄，补气血后脸色就能红润。

我们从结石患者的舌、口、脉及小便情况，就可断出他是否适合用金钱草治疗。

金钱草、茵陈、栀子这些凉利之药的使用指标是：小便偏浓稠或偏黄，口干苦，脉象较有力。如果患者有结石而没有这几方面的明显热证，用金钱草治疗时就须配一些补虚药。

肾结石

有位前列腺炎患者，肾部常年有绿豆粒大小的结石，排尿无力，上班经常感到疲累。

治疗时我给他用了黄芪、党参、金钱草、车前草、土茯苓。常人看来，这个药方中黄芪和党参都是补药，会让石头更堵。事实上，患者服药后的排尿量多且有力，反而加快了排结石的速度。这就是补气利石法。

这像是眼前有个障碍物，除了要将它消融，还得把它推走。金钱草、茵陈、车前草起到消融的效果，推动则要依靠黄芪、党参的力量。

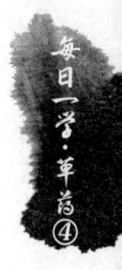

胆、膀胱结石

金钱草加郁金、木香，可利胆排石；金钱草加白茅根、车前草、海金沙，可利膀胱尿道排石。

《浙江民间草药》上有记载，金钱草配车前草煎服，可利小便，增尿量，专消膀胱结石。

有个结石患者服用金钱草治疗，效果平平，而在金钱草基础上又加威灵仙后，结石就被排出。这是因为金钱草清热利湿的效果虽好，若无人开路也排不出去，而威灵仙号称开路先锋，能将管道拓宽，二药合用，其力倍增。

金钱草治疗结石需重用，慢性结石，用30~50克；急性结石可用200~300克。

大家学草药不单是学药的使用，更要学老师的思维。比如我们要透过这味药探索更多草药重用的治疗效果，要由一味药衍生一本书，下面就简单总结几味药的重用用法。

慢性便秘

有一位患者，脾胃功能不好，肠道动力不足，长期慢性便秘，曾用过很多泻药，效果欠佳。我用生白术50~80克，加紫菀来治疗，疗效满意。所以生白术重用可通大便。

肺与大肠相表里，紫菀能降肺以通肠，白术既可促进大肠蠕动，又能增强肺向下推动之力。就如排便时会吸一口气再努力向下压。

中风便秘

中风偏瘫的中老年人，长期卧床，以致便秘，可重用生白术。

有位半边瘫痪的老人，大便不通，服用火麻仁、番泻叶、大黄的疗效都不理想，平时只有用开塞露才能排出大便。

我用生白术60克，威灵仙5克。患者用药后，大便立即畅通。威灵仙这味药下可推腹中新旧之积，上可去胸中痰唾之癖。《小郎中学医记》中就特别看重它。

胬肉攀睛

患者心急如焚，眼睛上有一些赘肉红肿热痛，即胬肉攀睛。单用菊花80~100克，熬非常浓稠的药汁。此方不加其他草药，专取菊花药专力强。患者服药后眼睛邪热随小便而退。

烂疮不收口

有一位患者，平日多食肥甘厚腻而缺少运动，故患得疮痈，破溃难愈。来就诊时，背部疮肿如碗大，术后2个多月仍无法愈合，疮口周围肌肉溃烂。

我让他每次用100克金银花煮服，用药后患者反馈说疮口不再热烫。1周左右，再让其用凉利药脱除热毒，黄芪100克每日煮水服用，半个月后疮口收合。

重用金银花、黄芪可将肿胀破烂不易愈合的疮口收合。这个方法采鉴于多种古籍疮口治疗方，用它治疗疮痈肿毒既安全又有效。

气血亏虚

黄芪、当归、鸡血藤为气血三药，煮水服用可治疗妇人嘴唇发白或因贫血而致指甲不生长、脸色苍白的患者，用药后患者气足手暖。

重症肌无力

鸡血藤神奇之效在于，重用熬膏，可治疗重症肌无力。患者全身酸软无力，痿证大肉掉脱，可重用鸡血藤熬膏服用。

放化疗后身体不造血也可用鸡血藤治疗。鸡血藤汁液类红色血水，入血分特别快，能滋润血枯。它比海马、鹿茸、人参价廉，但长期服用所达到的效果毫不逊色。《中药大辞典》中记载鸡

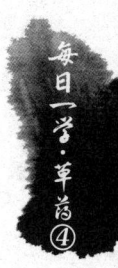

血藤乃强壮性补血药。

大家要多钻研强壮药，所有疾病后期都要利用强壮药。治病应祛邪、扶正相配合。

便秘

鸡血藤既可舒筋活络又可补血养血，现代报道里记载有鸡血藤重用治疗便秘的案例。白术治脾胃运化不利、缺少运动所致的便秘，而鸡血藤专治筋骨麻痛、腰骨痛且有便秘的病证。

鸡血藤60～80克，服药后大便通畅，筋骨麻痛消失。

便秘伴有咳嗽者，加紫菀；便秘伴有筋骨痛，加鸡血藤；便秘伴食欲不佳，加白术；便秘伴口干、口苦、口臭，加大黄、番泻叶。

湿疹瘙痒

百部、苦参各30～50克，浓煎用于外洗，淡煎用于内服，可治疗湿疹瘙痒难耐。

淋巴结核

重用猫爪草可治疗颈部的淋巴结核。猫爪草、牡蛎同用，化结核的药效大大增强。

经期头痛

古时就有重用牛膝治疗经期头痛剧烈的记载。月经难下时，头部胀痛，用牛膝可以顺经。

黄疸转黑胆

蒲公英号称奶汁草，重用蒲公英可以治疗黄疸转黑疸重症。

叶老（叶橘泉）的经验里有记载一位中年妇女，黄疸严重不愈，脸色变黑，大便秘结，小便不通，原被定为不治之症。患者没有钱继续服药，也无法活动，只能卧床呻吟。

叶老见到这个情况，叫来她10多岁的儿子，让他去挖蒲公

英,每次用100克左右煮水。刚开始服用几剂药后,患者小便通利了,大概20余剂药后,黄浊、黑浊退去,最后一次检查时,患者已经可以正常劳动。

想不到蒲公英这样普通的草药居然能救人性命。

疔疮痈肿初起

重用香附可治疗疮痈肿毒初起,疮痈气滞则形成凸起,初起时重用香附30~50克,气行则包散。

疮肿是气壅血凝的产物,有位老医生治疗疮痈肿毒多月的患者,用香附50克通活气血。3剂后,疮肿可消。

王清任曾言:"周身气通而不滞,血活不流瘀,气通血活,何况疾病不愈!"

张仲景也讲:"大气一转,病邪乃散。"

发育迟缓

重用桑寄生可助发育,有些孩子生长缓慢,怎样补营养也不见效果。肾主生殖发育,惊伤肾。这样的孩子一定是受过惊吓。

六味地黄丸加桑寄生,这是我们当地千金难买的古经验方。五经富当地的妇人,在孩子17岁左右时都会给孩子煲桑寄生汤喝,以促进孩子的生长发育,骨骼会更固密,身体也会更强壮。

桑寄生重用治发育不良,个子低矮,是促发育的良方。

泄泻

曾有草医告诉我,滑泻、爆泻、慢性泻等,不必深究病因,只要是8日以上,反复发作,久治不愈的泄泻,就重用山药来治疗。浓煎山药、炒山药、蒸山药、煮山药,或是山药汤都可以,其他东西不要吃太杂,食用3~5日,大便就能恢复正常。

头晕目眩、耳鸣

严重的头晕目眩、耳鸣,重用石菖蒲100~200克,能够开

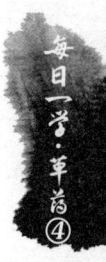

九窍，明耳目，出音声。

阳气亏虚

一些妇人冬天畏冷，夏天怕热。治疗要用耐寒暑、滋阴液的草药，一般能耐暑、补阳的药也能耐寒。枸杞子就同时兼备滋阴补阳的功效。

上等枸杞子具有个大、色红、肉多、味甜、质润五大特点。这种枸杞与普通枸杞相比药效更佳，故价格也翻倍。

骨质疏松

《本草经》上记载久服枸杞可坚筋骨。老年人骨质疏松可用枸杞治疗。

我用淫羊藿、小伸筋草治愈了一位抽筋患者。他告诉我说自己走路时膝盖骨常不承力。我左思右想还是觉得用枸杞子治疗最适合，便叫他每天嚼服30～50克。服用1个月后，他行走时膝关节再无"咯哒"的响声。

之前有人说总感觉自己容易崴脚。这种容易崴脚的感觉就说明筋骨已经疏松，身体已经疲劳。每天嚼服枸杞子30～50克，服用大概3～5日，崴脚感、疲劳感就能消失，筋骨也更强壮。

有位老人夏天穿一双袜子，冬天要穿两双袜子。天气热时，觉得烦躁，想扇风。这就是抵抗力太差所致。

阴虚则热，阳虚则寒，阴阳两虚，则怕寒怕热。

我让他嚼服通补阴阳的宁夏枸杞子，普通小粒枸杞比较瘪，又带有斑点，补的力量比较差。

泡水或是水煎煮的枸杞子药效没有直接嚼服好。2～3斤枸杞子吃完后，老人夏天不用再穿袜子，冬天也可只穿一双袜子。

血热荨麻疹

血热荨麻疹，抓挠血痕鲜红，饮食辛辣则加重，治疗时用紫草、墨旱莲、茜草各30～50克，1剂见效。墨旱莲能凉血，捣烂可见汁为黑色,有凉血之效;茜草能活血;紫草可用于烧烫伤,治疗血热鼎沸自然也可使用。

🍃 鼻内长疔

我曾治疗一个鼻内长疔的患者,患处疼痛剧烈,触碰痛甚。我重用菊花来治疗,告诉他每次将菊花80克煮水代茶服用,期间不喝其他任何饮料或白开水,只喝菊花茶。3日后热退,7日后肿痛消除。

已经重用菊花还需服药7日,可见这个患者的疮肿很严重,如果继续任其发展堵住鼻窍,情况就比较危险了。

🍃 急性尿道炎

重用车前草可以治疗急性尿道炎、膀胱炎。

贵州一位伐木工在砍树时,因天气热出汗多,又没及时喝水,导致排尿困难、尿黄,尿道像刀割一样的绞痛。

他妻子急忙跑到田地里去拔车前草,说用半斤车前草熬水服用,1次就可起效。

这些药草的经验都是我们从金钱草的重用中引发出来的。顺藤摸瓜有时候可能是顺着这条藤能摸到无数个瓜。

我们再回过来复习一下金钱草。单味金钱草泡茶喝,可以用于口干苦、胆汁上泛、结石。

尿道结石难排,可用金钱草配玉米须,以利湿排石。结石的患者平时要多运动锻炼,多饮水,饮食清淡。血液浓度正常,结石就能排得快。

今天我们再和大家分享一味草药。这味药自古以来就受到皇帝和药王的推崇。用它做成的糕点曾风靡京城,太后都争着买来吃。

它可以美容,可以延年益寿,还可以治疗胃病,可以生发、黑发,甚至可以通利三焦,从小便排出身体的脏水。

这味药在葛洪的《肘后备急方》里提到过,服用百日则机体

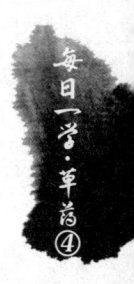

润泽，延年耐老，面若童子。

这个草药就是茯苓，能净面养颜，祛脸上的黑斑、色素。松树底下的茯苓药效更好。

心烦失眠

传说慈禧太后心烦失眠，坐卧反复，太医用常用的药都没有效果。

当时北京城香山的法海寺有个老寿星，他最大的特点就是活得老，且容颜像童子。他每天除了坐禅练功，就是上山采药，帮人治病。

慈禧太后为了治病就放下架子微服来拜访他。老方丈给太后吃了3天茯苓制作的饼，太后睡觉质量变好，神清气爽，连心慌、心悸的症状都消除了。

茯苓、茯神都能一药多用，可宁心安神、利水消肿，又有健脾的功效，且用它烙成的饼很香，太后很喜爱。

孩子消化系统不好、腹泻，也可食用茯苓饼治疗。

我们种花的花盆底一定要开洞，花盆的洞可以进地气、下湿气，洞底通常还要铺一层沙，这样可让水湿走得更快。

水湿脱发

有位严重脱发的患者，吃过许多补药都无法生发，于是找叶老求助。叶老见她舌苔水滑，想到大雨后庄稼田被淹，会泡烂菜根，由此联想到患者体内肯定也是水湿重，所以掉发严重，于是就选用茯苓来利水，这就相当于给花盆底开小孔，让水利得更快。

茯苓打成粉，每次1～2勺温开水冲服，服药2个多月头发就长了出来。

一味茯苓饮就能治疗水湿脱发，就是因为它能利水消肿，让身体变得干爽。

冬天雨水少，种地时田垄要堆得低些来存水，而春夏种地田垄一定要垒高，否则一场大雨冲泡，庄稼就不好收成。

在外面喝酒应酬多，常暴饮暴食的人也可以自己做茯苓饼，或者冲茯苓粉服用。深圳有一位在银行工作的脱发患者，他自从在银行上班后，应酬就非常多又常跑业务，脱发很严重。这就是因为应酬时身体肚子里的水进得多而走得少，排泄不利。

我告诉他今后应酬时只吃到七成饱，剩下就服用茯苓粉，如此2个月后，他终于生出新发。

老年人水肿（眼皮肿、脚肿）

党参、茯苓、泽泻、黄芪、川芎、益母草，合之专治中老年人眼皮肿、腿肿，双腿沉重，是补气利水的最佳组合。

棉湖有一位患者腿肿，走路都要让人扶着，我们给他用这6味药后肿就消去，他也能自己走路了。

茯苓研末，用蜂蜜调和敷脸是一种安全有效的中药面膜，可以让容貌变得光洁。

痛风

茯苓重用还可治疗痛风，我经常将土茯苓与茯苓合用。二药排水功能都很好，还可以保护心脏。

茯苓的精彩组配有很多，我们明天再继续介绍。

今天到这里，更多精彩内容在明天。

草药小贴士

茯苓，味甘淡，性平，归肝、胃、脾经，能利水渗湿、健脾宁心，可用于治疗水肿尿少、痰饮眩悸、脾虚食少、便溏泄泻、心神不安、惊悸失眠。

(1) 治漏精白浊：雪白盐（并筑紧固济，一日，出火毒）一两，白茯苓、山药各一两。为末，枣肉和蜜丸梧子大。

每枣汤下三十九。盖甘以济咸，脾肾两得也。

(2) 治痫后虚肿：小儿痫病瘥后，血气上虚，热在皮肤，身面俱肿。葳蕤、葵子、龙胆、茯苓、前胡等分，为末。每服一钱，水煎服。

(3) 治肾虚白浊：肉苁蓉、鹿茸、山药、白茯苓等分，为末，米糊丸梧子大，每枣汤下三十九。

(4) 治太阳病，发汗后，大汗出，胃中干，烦躁不得眠，脉浮，小便不利，微热消渴者：猪苓（去皮）十八铢，泽泻一两六铢，白术十八铢，茯苓十八铢，桂枝（去皮）半两。上五味，捣为散。以白饮和，服方寸匕，日三服。

(5) 治小便多，滑数不禁：白茯苓（去黑皮）、干山药（去皮，白矾水内湛过，慢火焙干）。上二味，各等分，为细末。稀米饮调服之。

(6) 治水肿：白水（净）二钱，茯苓三钱，郁李仁（杵）一钱半。加生姜汁煎。

(7) 治皮水，四肢肿，水气在皮肤中，四肢聂聂动者：防己三两，黄芪三两，桂枝三两，茯苓六两，甘草二两。上五味，以水六升，煮取二升，分温三服。

(8) 治心下有痰饮，胸胁支满目眩：茯苓四两，桂枝、白术各三两，甘草二两。上四味，以水六升，煮取三升，分温三服，小便则利。

(9) 治卒呕吐，心下痞，膈间有水，眩悸者：半夏一升，生姜半斤，茯苓三两（一法四两）。上三味，以水七升煮取一升五合，分温再服。

(10) 治飧泄洞利不止：白茯苓一两，南木香（纸裹炮）半两。上二味，为细末，煎紫苏木瓜汤调下二钱匕。

(11) 治湿泻：白术一两，茯苓（去皮）七钱半。上细切，水煎一两，食前服。

(12) 治胃反吐而渴，欲饮水者：茯苓半斤，泽泻四两，甘草二两，桂枝二两，白术三两，生姜四两。上六味，以水一斗，煮取三升，纳泽泻再煮取二升半，温服八合，日三服。

(13) 治心虚梦泄，或白浊：白茯苓末二钱。米汤调下，日二服。治心汗，别处无汗，独心孔一片有汗，思虑多则汗亦多，病在用心，宜养心血，以艾汤调茯苓末服之。

(14) 治下虚消渴，上盛下虚，心火炎烁，肾水枯涸，不能交济而成渴证：白茯苓一斤，黄连一斤。为末，熬天花粉作糊，丸梧桐子大。每温汤下五十九。

(15) 治头风虚眩，暖腰膝，主五劳七伤：茯苓粉同曲米酿酒饮。

(16) 治皯：白蜜和茯苓涂上，满七日。

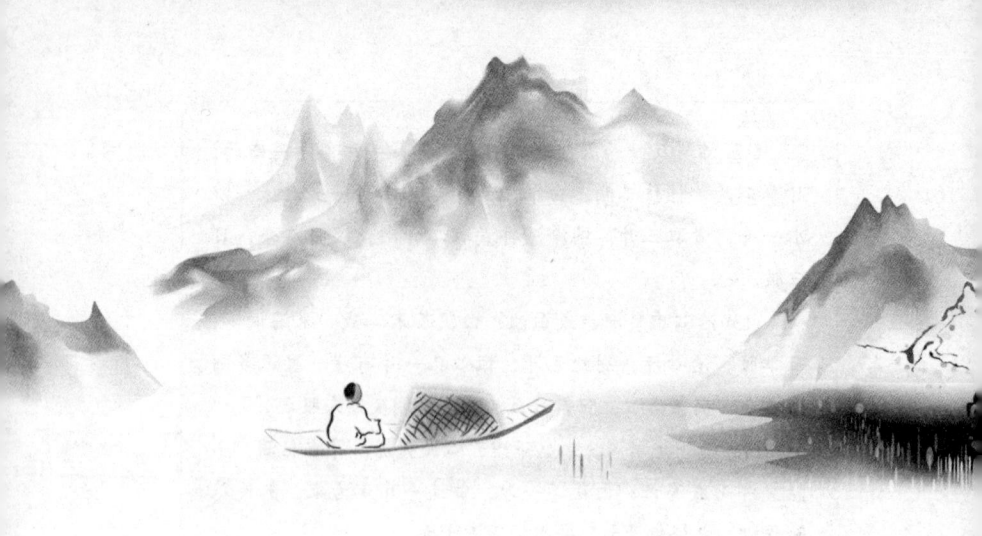

第 82 日
岗梅

10月17日 阴 湖心亭公园

雨过天晴,我们的"每日一学·草药"又开始了。

昨天我讲到了茯苓,茯苓味甘淡,性平。甘能补,甘甜可益力生肌肉,治疗身体虚弱,可用四君子汤加茯苓。甘还能缓急,在失眠的方子里,可加茯苓、茯神。枣仁配茯苓、茯神就是安眠除水方。

🍁 肥胖

茯苓的功效很奇怪,瘦人吃可以增重,胖人吃可以减肥。它甘能补,淡能除湿。淡味入腹通筋骨,能够除掉湿让水气流动,所以治疗水肿、肥胖都可以用它。

曾有一位学生,体重180千克。茯苓、泽泻各30~50克,生姜1块,水煎服。2个月内减重10千克。生姜升清阳,茯苓、泽泻能降,治疗水胖的人效果很好。

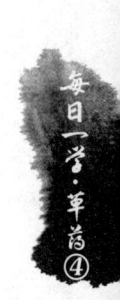

平时很少吃肉,但是非常容易胖,就叫水胖。这种人连喝水都能胖,光吃水果就可能肿胀得如白萝卜一样,治疗可用茯苓、泽泻和生姜。

小儿多动

脾虚神不宁,即脾胃虚、神不定。昨天从潮州来了个脾胃虚弱的孩子,他总是莫名其妙地躁动,这就是土虚木摇的表现。

小儿多动症,挤眉弄眼,说脏话,晚上踢被子,怪叫,手脚乱动,最是难治,必须健脾。用四君子汤,加枣仁,培土固木,土虚则木摇,土实则木牢。一盆花,泥土少,风一吹就会倒,但如果把花种在土地里,就不易倒。这就是培土定神法在日常生活中的表现。

口腔溃疡

有位患者口腔溃疡,溃烂严重且时间久,疼痛剧烈。因脾开窍于口,于是我用四君子汤,加炙甘草30克。3剂后,口腔溃疡愈合不痛。

舌苔淡胖为脾虚,可以用四君子、茯苓这些药物治疗,培土能伏火。无论口腔溃疡还是头痛、痰多、四肢无力,都是脾虚神不定所致。健脾可宁心,脾胃健运,则心不躁。

脱发

茯苓可治疗脱发,岳美中老先生经验方即有一味茯苓饮治脱发。茯苓研末,成人每次5~6克,青少年3~4克,每日2~3次,温开水送服。

有一对父子,他们都脱发,用首乌、熟地黄这些药物治疗无效。

岳老说,田地里全是水,植物根被泡烂再施肥料也无用。

治疗脱发多年的患者,就用一味茯苓饮治疗,2~3个月后,父子俩都渐渐生出头发。茯苓能去发根水湿,水湿除,发根不腐烂，就不会脱发。

饮水也要注意，未渴先饮，饮必热水，水必三口。会喝水也可以延寿，这是一个很重要的养生方法。上火的人也要喝热水，如果喝凉水，体内火更难退下，服热水后经络管道扩张，大便通畅，火反而排得快。

如果觉得自己体内有水湿，可以10分钟、15分钟或半小时为间隔，每次喝3～5口，这是能保持身体有滋润感的饮水法。

遗精白带

青少年看了不健康的书籍、影碟、视频，晚上心虚遗精，或妇人白带偏多。若排出物清稀，茯苓研末，每次3～6克，伴白米汤服用。几次后水湿排出，遗精自止，白带自消。

茯苓生长在山边的松树林中，下雨时其他土地很容易潮湿，但长茯苓的地方很快就能干爽。所以服用茯苓能促进人体水湿输布，周身因此清爽舒适，这就是茯苓除湿的功效。

老人尿频

有的老人小便量多、频繁，甚者每天排小便40次。

可用山药配合茯苓煮粥服用，用药第1天，小便减少至30多次，排尿量逐渐上升，服药1周后，日排尿仅10余次。

脾虚不能固摄，小便量多，就用山药茯苓饮。堤坝太薄容易溃坏，就会洪水泛滥。山药能固堤，茯苓能通利河道，这就是固堤利水法。

小儿腹泻

小儿腹泻，可用山药、白术、茯苓，水煎服。

对于水湿偏盛的腹泻，上3药研末米汤送服，效果更佳。

高血压

浓者稀之，稠者淡之。茯苓有淡肾利湿之效，最擅长稀释、淡化黏稠的血液。

血压高、痛风的患者，可重用茯苓30～50克，服用后小便量增多，血压下降，痛风减轻。

痔疮

久坐最易伤脾，传言苏东坡因常年俯坐吟诗作画，导致下半身长有湿疹、湿疮，总觉得腿脚沉重。痔疮发作时，他戒酒肉荤腥还是不能好转。苏东坡翻尽古籍想找到一个方便且有效的治疗方法，后来他发现古人有个糕点方，美味可口，吃了还能使身体健康，延年益寿。

糕点里只有2味药，即茯苓和芝麻。苏东坡按这个方法服用，大小便逐渐通顺，痔疮也渐渐萎缩不再发作。

他在自己的杂记上记载："黑芝麻去皮九蒸九晒，茯苓去皮，加少量白蜜炼成丸，食之口味甚美，如此服食多日，顿觉气力不衰，而痔疮减退。"后来他担心大家对这段话不够重视又补充道："只食此丸，不消别的药，百病自去，此长年真诀也。"

失眠

苏东坡的弟弟也是文人，文人大多思考多，活动少，因此饮食水湿易在体内停留，不易被消化排出。他的弟弟舌苔较水滑，失眠严重，且被贬职后常常忧郁，苏东坡就让他服用茯苓和甘草。

服用半月，睡眠质量大大改善，几个月后，身轻体健，胃口大开，连心慌、心悸都消失了，脸上的暗斑也随着服药而退掉。

茯苓是净面良药、养颜圣品。《肘后方》中记载："茯苓治百热，机体润泽，延年耐老，面若童子。"

昨天和大家讲到慈禧太后心慌心悸的失眠，太医绞尽脑汁也无法治好，安神定志药治疗效果不理想，是法海寺年近百岁而颜若童子的老师父，用茯苓饼治好了慈禧太后体内干燥所致的失眠。

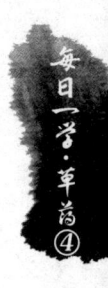

风湿性关节炎

宋代钱乙，患有风湿，起初他对自己的病不在乎，但是后来关节痛影响到了他的睡眠和学习。他就准备着手解决这个问题。后来他发现是因为自己研究书籍比较多，经常连着坐好几个小时，所以须找一味可以让津液流动起来的药，将风湿淡化下去。

最后他选定用茯苓这味药，茯苓能旺脾，四季脾旺不受邪，将茯苓煮水服用，之后腿脚沉重减轻，胃口变好，咳痰减少，关节也不再疼痛。

脾主四肢，湿气一旦退去，就只剩下风气。风湿有风而无湿，就非常容易治疗了。

有次成吉思汗打仗时连续下了几个月小雨，士兵水土不服，手脚关节痛，兵器都拿不稳，将帅着急得冒冷汗。而有几个偶尔吃了茯苓的士兵却身强体壮，风湿不进身体，将帅大喜，派人运来大量的茯苓给士兵服用后，风湿痹证、关节屈伸不利，都被治愈，最后赢得胜利。因此茯苓在军队里也备受欢迎。

流涎

茯苓是治疗流涎的要药。诸湿肿满皆属于脾，各类水湿肿满、遗精、白带量多、滑泄、流涎等都要用茯苓治疗。

小儿流涎，用茯苓、白术各10克，研成粉末稍加冰糖，放在锅里微微滚热服用。服药半个月，基本都能痊愈，病情较顽固者，服药几个月也能消退。

反复流涎者，用茯苓白术散，以健脾除湿。脾开窍于口，水湿上溢入口中，健脾水湿则消。

健忘

茯苓治疗中老年人健忘也很有效果，《神农本草经》载"茯苓能开心益智，止健忘"。

水湿满天时不能见到阳光，人体内水湿重，遮盖大脑，记忆力也会减退。这就像厨房的灯泡经常被油烟和水熏蒸，表面会被蒙住，灯泡原本的光亮无法透出，须擦净才能正常使用。

人也是如此，脸上有黑气的老年人，大多都记忆力减退，有时早上想的事情到下午就忘记。治疗应用宁心安神，渗湿利水的茯苓。

有一位70多岁严重健忘的老人，我让他用茯苓、丹参、三七配合服用。单纯的丹参、三七只有活血的功效。血不利则为水，水不利则变瘀血，所以治疗时应活血利水药同时使用。老人家服用半个月后，思维灵活、记忆力明显提高，去市场也不用再提前记录。

痰饮

很多中老年人哮喘，咳痰不断，痰饮在胸中停留不能排净。

有位老人每日咳痰近半碗，晚上常心慌、心悸不能入睡，这就是痰饮射心，用苓桂术甘汤，即茯苓、桂枝、白术、甘草。桂枝、甘草可消阴翳；白术健脾土，培土以治水；茯苓给水邪以出路。合之能健脾利水，消肿祛痰，治疗胸中有饮邪。

梦恶鬼

有些人晚上睡觉常梦到自己被恶鬼袭击，这其实就是水饮湿痰未化，治疗用四逆散加苓桂术甘汤。3剂后，痰即可化净，不再做噩梦。

四逆散主要治疗咳逆、小便不利、腹中痛，或泄利下重。

寒痰凝肩

中老年人肩周炎，原因之一就是体内有大量痰邪，被咳出的仅是小部分，而大部分的痰液停留在肩，也称为寒痰凝肩。

曾有位寒痰凝肩的患者，咳嗽剧烈，自认为是肩周炎。

我诊治时先不治肩，而是治痰，因为肩痛其实是痰饮流窜经络所致。不只是瘀血堵塞会痛，痰多瘀堵也会痛。我给他用四君子汤加四逆散再加桂枝、威灵仙，桂枝和威灵仙可以引药到肩膀。3剂后，手臂就能抬起来，吐痰量减少一大半，15剂后基本痊愈。

寒痰凝肩的治疗，用普通治疗肩周炎或祛风湿的药都无法治好，只有祛痰饮才能见效。

因瘀血堵塞，而致脸色灰暗、嘴唇乌暗，治疗要用丹参和三七；舌苔水滑，痰饮堆积不能分化者，治疗要用茯苓和白术。

茯苓还有抗癌的作用，在癌症治疗中应用广泛，胃癌、食管癌、肝癌、乳腺癌、膀胱癌、肺癌、鼻咽癌都能用到它。

高血糖

茯苓可淡渗利糖，高血糖的人可以用茯苓来降糖脂。我们以后可以开发出一个降糖的小方子，舌苔水滑者，就用一味茯苓。舌底静脉曲张者，加丹参三七粉，半个月左右，血糖可明显下降。

茯苓可治疗多汗，汗多易伤心，茯苓可使汗水由膀胱排出，从而减轻心慌心悸。可酌情加用党参，以补气利湿。

茯苓就复习到这里，今天我们要讲的是岗梅，又叫土甘草，我们当地也称其为称星树杆。可能北方很多人都不认识它，但它在五经富可谓是名药，号称喉科神药。治疗热毒咽炎，一般1次即可痊愈；咽喉疼痛剧烈无法讲话，岗梅浓煎，2~3次即可治愈。

热毒咽炎

岗梅味苦，性凉，有清热解毒之功，可治疗咽喉炎和急性扁桃体发炎。

有次珍仔围村办宴席，一位老人煎炸物吃得过多，第2天咽喉肿起，无法吞咽食物。用新鲜岗梅煮浓茶服用，早上喝下，中午咽喉就不痛了，发热也退了。

容易上火又不想吃药的人，可以用苦瓜代替草药。苦瓜水煮、凉拌或煲汤，有退火之功。

咽痛

流行性感冒有寒热之分，寒流感一般鼻塞较多，热流感多是咽喉痛。

治疗热流感咽痛，用岗梅、金银花、连翘各20～30克，1剂咽喉恢复大半，2～3剂后身体困重感消失。

岗梅根苦甘，能消肿止痛、降火，可用于治疗颈部淋巴结核。

揭阳名医拱老先生治疗咽喉不适，甚至咽喉有硬结块，口干口苦，吞物胀堵的患者，就用玄参、麦冬、甘草、桔梗，再加岗梅，服用几剂吞咽就会很顺畅。老师讲话多，经常会咽喉炎、咽喉梗塞，也用这个方法治疗。

注意要分清寒热，偏寒者加半夏、厚朴，偏热者加玄参、麦冬、柑橘。

急性尿道炎

肺与膀胱相通。岗梅能降肺，可治疗小便黏稠发黄，排尿割痛、赤涩。

岗梅50～80克，煮浓汁，可兑蜂蜜调味，用于治疗急性尿道炎，一般1～2次尿道即能畅通。

很多人上火就是因为喝水少所致。

上车村有位患者，他担心大量饮水，会使干活时频繁找厕所，所以经常不喝水，后来咽喉疼痛，小便刺痛短涩。

我告诉他平时可用岗梅根10～20克煮水做预防，如果要治病则用50～80克，煮水服用，能通利尿道，消退炎火。

岗梅还有很多奇妙之效，更多精彩我们明天继续！

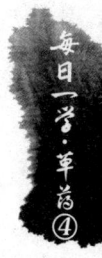

草药小贴士

岗梅,味苦甘,性凉,归肺、胃经,能清热解毒、生津止渴。

(1) 治肺痈:岗梅根半斤至一斤。水煎,连服数次。

(2) 治痔疮出血:岗梅根八两。去皮切碎,煮猪肉食。

(3) 治双单喉蛾:岗梅根一两,竹蜂四只,陈皮二钱,细辛一钱。水煎服。

(4) 治淋病:岗梅根二两。水煎服。

(5) 治妇人乳痈:岗梅根一两,青壳鸭蛋一个。炖服。

(6) 治跌打损伤:岗梅鲜根(切片酒炒)二两,鸡一只。水酒各半炖服。

(7) 治流感,感冒高热,急性扁桃体炎,咽喉炎:岗梅干根一钱至一两,或鲜根一至二两。水煎服。

(8) 治偏正头痛:岗梅鲜根三两,鸡矢藤二两,鸭蛋二枚。水煎,服蛋喝汤。

(9) 治头目眩晕:岗梅鲜根二两,臭牡丹根一两。水煎服。

(10) 治小儿百日咳:岗梅根一两,白茅根一两,大青叶一两。水煎酌加蜂蜜兑服。

(11) 治食野菌或砒霜中毒:岗梅鲜根四两,鲜金银花、凤尾草各二两。煎水服。或岗梅根加水在锈铁上磨汁内服。

第83日
山楂

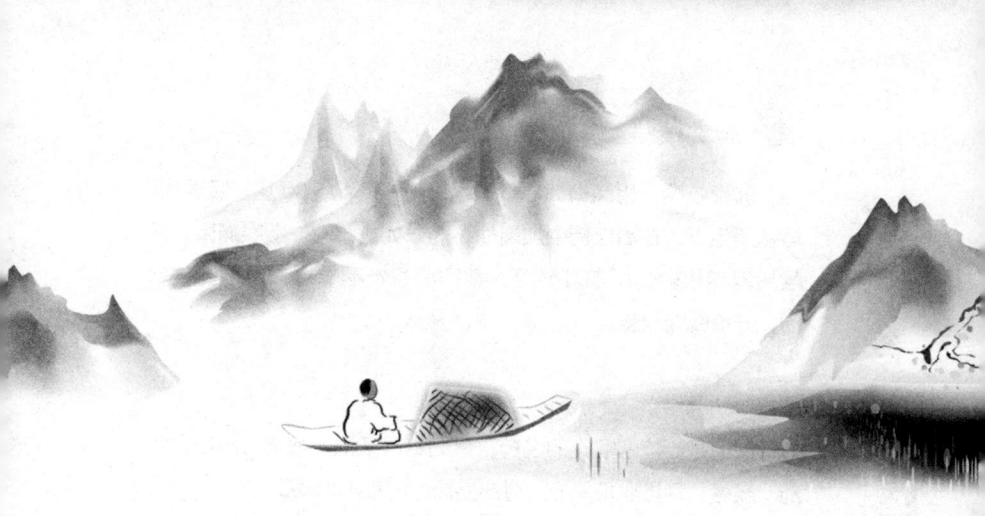

10月18日 晴 湖心亭公园

上堂课我们讲到岗梅，又叫土甘草。预防上火就用岗梅，只在凉茶里放一点点的岗梅，服用后咽喉就能清凉。

在这些凉茶公司未到五经富收草药之前，岗梅是被一些人家当柴火用的。10年前，商人刚开始收它时是10元1斤。五经富的人都说不用砍材了，挖一天药就能赚千元。大棵的岗梅随挖采越来越少，但山上小棵的岗梅能一直采不尽。

岗梅的味道苦得我能皱起眉头，但苦味后有回甘，就像吃油甘子后再喝泉水，水都是甜的。岗梅是苦凉的，苦寒清火消炎热。所以扁桃体炎、胃炎、肝胆囊炎、尿道炎都可用它。

🍃 肠炎痢疾

治疗肠炎痢疾，岗梅20~30克，水煎服，可清肠。

🍀 肺炎咳喘

肺炎咳喘，用岗梅20～30克，鱼腥草20～30克。咽喉痛，堵塞严重者，在治疗药中加岗梅，药效如虎添翼。咽喉痛微、咽喉堵塞感较轻，可加灯笼草。教师心急、咽喉痛，用桔梗甘草汤，一剂就能治愈。

🍀 咽痛

岗梅是治疗咽喉炎的名药，凤阳草医派把岗梅定为治喉之要药。喉癌，耳鼻喉相关的火毒热盛治疗时都不能缺少它。

岗梅内服可消痈肿止痛，外敷可祛毒火浊垢。筋骨痛，或皮肉内的痈疮肿毒，都可用岗梅治疗。现在已经研制出专门治疗咽喉痛的岗梅喉片，且这个喉片也可以治疗风热感冒。

《医宗金鉴》言"痈疮原是火毒生"。曾有位患者咽喉扁桃体红肿、变大，看起来像痈肿一样，疼痛剧烈，喝冰水都无法缓解。治疗这种疮痈肿毒、扁桃体炎，就用桔梗、甘草各20～30克，岗梅30克，2～4剂就能治愈。

🍀 风温感冒

张锡纯曾治疗过一例风温感冒患者，连翘40～50克。重用连翘可以让患者身心清凉。患者服用后，咽喉痛消，浊涕不再流，身酸痛亦能缓解。

揭阳吴老先生治疗风温感冒伴咽喉痛的经验方是银翘散加岗梅。小区中很多风热感冒又咽喉痛的患者，都是用这个方子治愈的。

岗梅别名百解茶。百解茶等于是解药，四肢九窍、十二经脉、五脏六腑，各处都可用它降肺以解火毒。它的功效类似于天降云雨。

🍀 高热

岗梅对于高热有百解之功。高热患者体温近40℃，咽喉发炎红肿，肺咳脓痰。用新鲜岗梅100～200克，配白花蛇舌草煮水，服药1次患者体温就退到39℃，2剂体温恢复正常。

痔疮

半斤岗梅根，与瘦肉一起炖服，可以治疗痔疮出血。肺火降则肠火收，肺热清则痔疮平。我们治疗痔疮出血往往是治肺。因为肺与大肠相表里，且脏邪传腑，肺脏的热要借肠道排出。另外肺为水之上源，河流上游浑浊，下游不可能清澈，这就是所谓的源清流自洁。同样，肺清则肠洁。岗梅、黄芩，可酌情加用大黄、黄芩，1～2剂痔疮出血就能停止。

辛走肺，有些痔疮患者吃辣椒时痔疮易发作、出血，这是因为辣椒为辛。

牙痛

风火牙痛，即牙痛肿胀有凸起，可用岗梅30～50克来治疗。

如果牙龈松动，且没有包状突起时是肾虚牙痛。治疗肾虚牙痛要用补法，可用玄参、骨碎补、熟地黄等草药。

曾有位患者牙齿痛半个多月后，来找我治疗。新起的牙痛用泻火法治疗效果好，但已经痛了半个多月的牙痛，吃泻火药几乎无效。于是我用增液行舟法为他滋阴降火，玄参、麦冬，加熟地黄、骨碎补，几剂药后就不再牙痛了。

久痛多虚，暴痛多实。突然间发生的病大多是火热所致，火邪速度快；病情缓慢，发止反复的疾病一定是因为体虚，抵抗力下降。慢性病要治脾和肾，急性病要治心和肺。

岗梅治疗虫蛇咬伤的效果也不错，还可治疗过敏性皮炎、皮肤炎症，因为肺主皮毛，岗梅降肺等于间接降皮毛炎症。

岗梅就复习到这里。今天我们来讲山楂，酸脆香甜的冰糖葫芦在京城堪称一道绝品，大部分孩子都很喜欢吃。

山楂也是食物果实，可消食化积，活血化瘀。过食肉类，可服用它消积。家里炖老母鸡不易烂，加几个山楂后再煮一会儿就

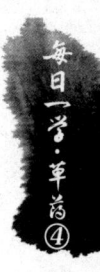

会很软烂。

食积后又痛经的患者，也可用山楂治疗。

大家要记得草药的共性与个性。一般消食化积的药，很少有活血化瘀的效果。

麦芽也能消食化积，同时它还可疏肝解郁。患者食积又心情郁闷，在治疗时就选用麦芽。

过食腹痛

湛江有位患者，过食肉类食积又正逢痛经，我让她服用生姜和大枣。患者服用后没有效果，后来加入山楂后就见效了。生姜、大枣只能暖胃，用山楂才有活血化瘀的效果。

生姜、大枣1把，山楂30~50克合煮。口感很酸，但患者服用后会很舒服，因为酸涩能收敛，荡涤污脓，可将肠管内的污脓都洗净。这就像平日有些东西不易清洗干净，倒点醋再擦就很容易了。

山楂位居水果榜第3名，仅次于猕猴桃和大枣。现代研究发现，100克新鲜山楂肉，所含维生素是柑橘的2~3倍，是苹果的18倍。

宋朝皇帝的一位宠妃患病后面黄肌瘦，不欲饮食，太医用了许多贵重药品仍不见疗效，皇帝只能张榜招医。

一位江湖游医见这与家乡常见的病症相同，便揭下榜。不爱吃饭，面黄肌瘦，其实是因为有瘀血和食积。于是游医用山楂、红糖一起煎熬制成冰糖葫芦。

山楂酸，红糖甜。酸涩收敛且能荡涤污脓，可洗涤祛除不思饮食的积滞；甘甜益力生肌肉，可将面黄肌瘦转为饱满。共奏补中扶正、败毒祛邪之功。

每天饭前吃5~10颗糖葫芦，服用半个月左右，患者看到饭就很有食欲，1个月后就不再面黄肌瘦。皇帝大喜，于是这个江湖游医用几个山楂果就换到了一个官职。

我们以前也讲过，一两莱菔子换个红顶子的故事。高血压、高血脂、高血糖的患者，有食积且还想要减肥时，就可以用莱菔子。

便秘用麻子仁，便秘又有食积则用炒莱菔子20～30克，加决明子来治疗。基本上患者只要服用这2味药，立刻就能积去便通。

掌握中药的药性，我们才能灵活运用。麦芽可疏肝解郁，肝郁又有食积就用麦芽；神曲可发汗解表，风寒感冒又有食积就用神曲；山楂可活血化瘀，血瘀食积，嘴唇暗且面黄肌瘦就用山楂。

此外还有有孔能利水，有藤能祛风，有刺能消肿，有浆能拔毒。

仙人掌、大号飞扬草、马齿苋都能拔毒，患者肛门有毒，可将这几味药捣浆外敷，药热后更换，几次后肛门毒即可被拔除。上个月有位患者痔疮出血、红肿热痛，就用仙人掌、马齿苋、奶汁草捣烂为浆，来敷用拔毒。

关节痛

风湿关节痛，又有食积，可用鸡矢藤治疗。鸡矢藤，消积是它作为消积药的共性，祛风除湿是它作为藤类药的共性。

有位患者双侧关节疼痛，老师用黄芪50克，党参20克，鸡矢藤80克来治疗。患者服药后关节痛愈。

我当时认为鸡矢藤只能消积，所以很不解，没有食积为什么还用鸡矢藤？后经老师点拨，才记起鸡矢藤是藤类药，藤类药都能治风湿，风湿药大部分都是藤类。治风先治经络血脉，经络血脉通活，风自然会灭。

树林里藤蔓缠绕，它能传送营养，相当于是大自然的经脉。藤类药进入身体，也能够沟通南北，交流物质。

皮肤炎症、各类脏腑不调，治疗时可加藤类药，效果更佳。

头晕

我在石坑寮坐诊时，有位患者头晕，脉无力凹陷。此为能量

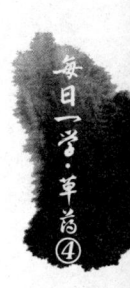

不足，患者按照我的要求将腰三药、颈三药、党参、大枣配合服用，就不再头晕。

还有位头痛的患者，脉涩如轻刀刮竹，这就是管道狭窄不通所致，且他中焦有郁结，用胸三药、颈三药，加郁金、香附治疗，很快治愈。

大家能将通法、补法灵活运用，治病时基本就可独当一面。

食积纳差

宠妃的故事发生后，京城中就流行起这种治疗方法，过食肉类、孩子不爱吃饭、老人食积，都吃冰糖葫芦治疗，后来它渐渐演变发展成现在同仁堂的大山楂丸。

明朝有个孩子肚子胀大如鼓，李时珍给他治疗过，但效果不理想，后来孩子莫名其妙就好了。

李时珍追问他究竟吃了什么，能治疗如此顽疾。

孩子说自己无意间采食山上的山楂果，吃了太多而上吐下泻，之后就康复了。

这也是一个重剂治沉疴的案例。痰浊被融后，随上吐下泻排出体外而痊愈。李时珍感叹道，真是有心栽花花不开，无心插柳柳成荫。

体虚积滞

有些小孩子身体虚弱，又患疳积，治疗就可用山楂。山楂、山药等量，加白糖少许，放碗内隔水蒸煮后服用，专治体虚小儿的消化不良、积滞。

山药为补，山楂为消，治病须把握好补与消。

慢性萎缩性胃炎

屡治难愈的慢性萎缩性胃炎，可用山楂治疗。

胃中缺乏酸液，则不能消化食物，胃会萎缩。口需津液养，胃靠胃酸运。缺乏胃酸，食物无法消化，可以服用少量醋或2~3

枚山楂果来增加胃酸，消除胀气。

有位百岁老人，不能消化饭食，以致常常吃不下，后来他偶尔发现饭后吃1~2枚山楂胃很舒服，渐渐地十几年的胃痛、胃胀感都消失了。从此，他坚持每顿饭后吃1~2枚山楂，几十年都不曾间断，在此期间胃痛、胃胀一直没有发作过。

想要长寿必须保持胃肠健康，胃肠消化好命就长。山楂可以消食化积，活血化瘀，让面色红润。

我在余老师处学到许多经验，写的书也很受人喜爱。这是因为我在跟随老师时，秉承一句话，即心灵要像上帝，行为要像乞丐。大家不妨也试试，虽然有些东西永远只能被模仿，而无法被超越，但是只要大家肯模仿，就能取得十之八九的效果。

我在余老师那办了一个中医客栈，也就是中医交流会，大大小小几十期下来，收获颇多，比如山楂治疗子宫肌瘤的小经验，就是西安一位妇科医生分享的。

子宫肌瘤

癌瘤肿块，子宫肌瘤之类的妇科炎症，可以用山楂治疗。

子宫肌瘤，用桂枝茯苓丸或少腹逐瘀汤时，都可加山楂30~50克，效果较佳。如果患者胃不能消化，就加点山药。

因子宫肌瘤是积、是瘀，山楂能消食化积、活血化瘀，而且山楂消融肉食的作用是其他药所不具备的，而子宫肌瘤就是肉积。

肿瘤

身体有一些积块，像脂肪瘤之类的硬结，吃点山楂或者在汤药里加几枚山楂，就能消融肌块、硬结。癌瘤肿块积滞，就用木香、山楂、鸡矢藤，它们号称开胃三药，既能开胃口又可消积滞。

食管癌患者，食欲不振，吃不下饭。癌症最怕没胃口，医生说只有半年生命。后来这位患者依靠服用木香、山楂、鸡矢藤，

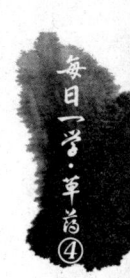

延长了2年寿命，多出了1年半的时间。

放化疗后没有胃口就可以用木香、山楂、鸡矢藤。身体过虚，加山药、党参，需是野党参药效才好。

产后恶露

《医宗金鉴》记载山楂不但能消食健脾，还能活血化瘀，专治儿枕痛，即小孩子枕在腹中所致的痛，也就是产后恶露不尽。

治疗产后恶露不尽，腹内污物不能排净，伴有小腹痛，民间最好、最不伤人的方子，就是单味山楂肉50～100克，加白糖煮，用后效果立竿见影。服用1～2次恶露就能排干净。

甘甜能益力生肌肉，把甘和酸配合使用，所治疾病范围就会很广。手脚无力，用甘味治疗，而不用枸杞子、龙眼肉。

有些人夜间无法入睡，就用酸来治，五味子、山楂、乌梅、酸梅都行。家中找不到其他药时，可将一点醋加少许糖，用温开水服下，酸涩中带点甘甜。甘甜能缓急，酸能静，一个人静且不急，神经放松时，就肯定能睡好。

到最后，治病根本不是用药，是用五味。

火气大的患者，我们要用苦味药降火。岗梅、苦瓜，或是莲子心。我们客家人讲，闲时物，急时用。有些人吃莲子会把莲子心直接丢掉，我们可以把莲子心放在小罐子里，待上火时用。

肾虚腰酸的患者，就用咸味治疗，因咸味入肾。黑豆色黑，又称肾之豆，煮咸服用，效果明显，亦可用豆豉，豆豉炒菜或用它拌饭，服用后腰身都会舒适一些。

治疗恶露顽固难排，可用山楂、红糖加童子尿或童便，这叫作轮回酒。用红糖甘味调和山楂的酸，就不会伤脾，再加入盐水一样咸的童便。尿从嘴巴进至膀胱再排出体外，用这个方法，原路的积滞都能被刷下。

我有一个很厉害的方子，是关于如何服食童便而将身体旧病除去的，即从冬至服到立春。因为冬至时童便最清澈，像现在的河水一样，而到夏天河水就会变得很浑浊。冬至时，童便也是归本位的咸味。

🍁 闭经

张锡纯《医学衷中参西录》中有一例严重的闭经治疗的记载。女子到了经期月经不来，嘴唇乌暗。张锡纯想用一味安全又有效的药，就选择了山楂来煎汤，每次用1~2两，即30~50克，再用红糖7~8钱，患者服用1次月经就通开了。

红糖入血分，白糖入气分。通常女人用红糖，男人用白糖。山楂红糖汤，一次月经畅。这个口诀大家要记住。

张锡纯是一个很爱研究的人，他不确定这个方法是不是误打误撞，于是就又反复试验，结果发现只要闭经患者的嘴唇发乌，舌下静脉怒张，有瘀血，就可用这个方子，屡用屡效。

注意这种通经效果强劲的药方，孕妇不能服用。

关于山楂，我们讲完肉，还要学习它的核。学东西有三层，即皮、肉、核。有些人只学到皮毛，知道山楂能消积，而不知山楂肉酸能静，可活血化瘀，用山楂不可仅满足于它表面的功能。

学到皮层，只能闻其味，学到肉层，能感受内里的美味，学到核就可得其精髓。

得到山楂，有的人吃完即结束，有的人为了一辈子能吃上会将核拿回家种。吃到核的人，都具备再造的能力。食髓知味，大家就会获得无数类似山楂的经验案例。

有个朋友拜访余老师的时候问我，在这学这么久学到什么了呢？

我说，学到了知羞，越学越觉得不够。这就有点学进去的状态了，如果越学越觉得饱满就很危险。这就是老师父常讲的学到知羞。所以我说自己在余老师处就两招，一招获取了传播中医的乐趣，一招取到向别人讨教中医的谦虚。

🍁 呃逆

对于顽固性的呃逆、打嗝，山楂榨汁口服，1次就见效。山

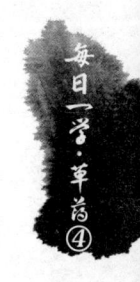

楂的酸能让呃逆向下收，又可活血化瘀，将宿食、宿积融化。

如果不能榨到新鲜的山楂汁，也可以用山楂丸代替，配少量温开水细嚼慢咽，多吃几次也能好。

腰痛

新鲜山楂榨汁可治疗腰痛。光绪皇帝曾经腰痛难愈，他的腰痛又名气腰痛，因国事烦心，又看到许多不平，很生气想发脾气所致。

有些人生气会气得腰痛，不能挺直。太医说这个疾病治疗很简单，可以用山楂核，凡是核类药都能入人体腰肾，而且山楂本身具有行气活血化瘀的功用。

山楂核放在瓦上烤焦，研成粉末，每次服3钱左右，用老陈酒送服，几天后皇上腰痛就大好。

心绞痛

严重的心绞痛患者，初起痛缓时，单用山楂，以活血化瘀。

暴饮暴食，以致肠道堵塞严重，心脏泵力不足，可以致命。肠胃过撑，肠肥肚满，心脏无力推动就会心肌梗死，这就是贪心不足蛇吞象。

老先生说凡是碰到胃口不太好，难以化物，舌苔腻如装牛奶的杯壁。治疗时就在治疗胸痹的常用方里，加山楂3～5钱。患者服用后，舌头干净，胃口开，肠道宿积融化。

此后患者吃饭时只吃七分饱，同时再服用这些药，心脏就可保持舒适。

山楂还有很多奇特之处，我们留待明天来慢慢分享。

草药小贴士

山楂，味甘酸，性微温，入脾、胃、肝经，能消食积、散瘀血、驱绦虫。

(1) 消食导滞：用于食滞不消、腹胀腹痛、恶心呕吐、泄泻，对肉食滞效果尤佳。

(2) 化瘀散结：本品能入血分而散除瘀结，可用于产后血瘀腹痛、瘀血停滞肿痛、瘀血阻滞经脉等病证。

(3) 治一切食积：山楂四两，白术四两，神曲二两。上为末，蒸饼丸，梧子大，服七十丸，白汤下。

(4) 治食肉不消：山楂肉四两，水煮食之，并饮其汁。

(5) 治诸滞腹痛：山楂一味煎汤饮。

(6) 治痢疾赤白相兼：山楂肉不拘多少，炒研为末，每服一钱或二钱，红痢蜜拌，白痢红白糖拌，红白相兼，蜜砂糖各半拌匀，白汤调，空心下。

(7) 治肠风：酸枣并肉核烧灰，米饮调下。

(8) 治老人腰痛及腿痛：棠梂子、鹿茸（炙）等分。为末，蜜丸梧子大，每服百丸，日二服。

(9) 治寒湿气小腹疼，外肾偏大肿痛：茴香、柿楂子。上等分为细末，每服一钱或二钱，盐、酒调，空心热服。

(10) 治产妇恶露不尽，腹中疼痛，或儿枕作痛：山楂百十个，打碎煎汤，入砂糖少许，空心温服。

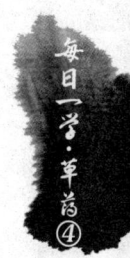

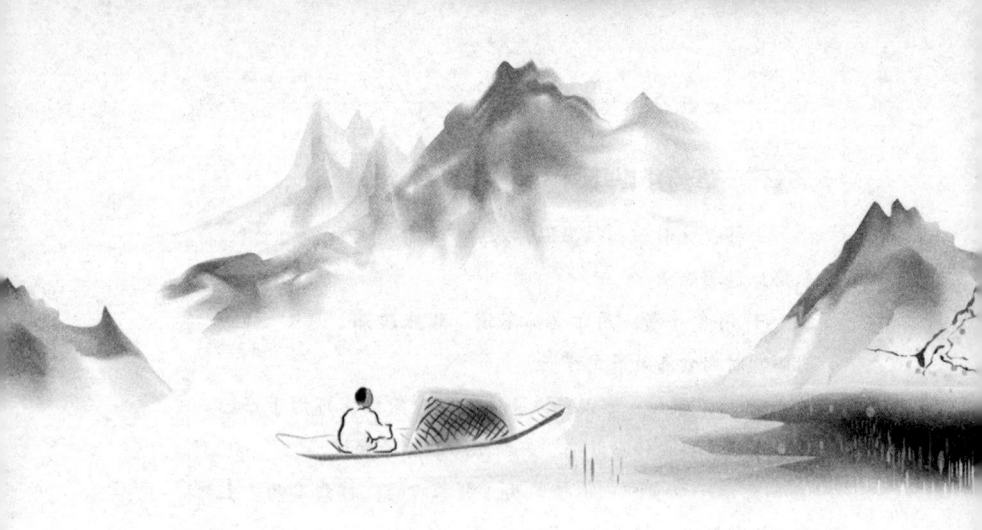

第 84 日
威灵仙

10月19日 晴 湖心亭公园

今天的"每日一学·草药"开始了,我们昨天讲了山楂,它味酸可以消食化积,尤其是消肉腻之积。

油腻肉积

山楂第一大功效就是消油腻肉积。

我们这时代不缺吃喝,很多孩子却不够强壮,因为现在的孩子大多都锻炼太少。

有些孩子平时吃零食代替正餐,经常感冒、鼻炎、头痛。我们让他用大山楂丸,父母也帮助他戒掉零食,按时用餐。半个月后,胃口恢复,鼻炎也痊愈了。

鼻炎其实是肠胃中积滞不消化。痰浊大多是食物不消化的产物,本质是气血津液的次品。

🍁 高血脂

饮食过度、肉积除了会导致厌食外,还会导致脂肪肝、肝硬化、高血脂以及动脉粥样硬化。本草类书籍中有记载,消油垢之积,用山楂最宜。

山楂与所有消食药对比,最不同凡响之处在于它消积还化积,能消肠管的积,还可化血管壁上的瘀。

血脂过高,动脉粥样硬化的肥人,我们用山楂来治。上次讲陈江村一位高血脂肥胖的患者,用荷叶、山楂、枸杞子、制首乌、决明子泡茶,服用2个月体重减掉10多斤,血脂也降了下去。

🍁 食欲不振

孩子不爱吃饭,服用冰糖葫芦,则面色转红润,胃口开。它就是带有养生色彩的零食,像这样的零食就应该推荐。

冰糖甘甜益力,山楂酸涩收敛,能助消化、涤污脓。患者服用后胃口开,体力足。

🍁 痢疾

山楂还可治疗痢疾,清除肠道壁上的黏滞,因为山楂能活血,血行则便脓自愈,理气则后重自除。

山楂100~200克加红糖煎煮,服用后可治疗食积、痢疾、腹痛、肛门重坠,通常服用几次就可以治好。

这就是山楂酸涩收敛涤污脓的功效,注意要重用,仅10~20克不能见效。欲起千斤之石,必用千斤之力。

古人讲,痢无止法。治疗痢疾只能以通法治疗,将它洗干净就不会再泄泻或者疼痛。

🍁 产后瘀滞腹痛

利用山楂酸涩收敛,不单可涤肠道污脓,还能涤子宫污脓。

子宫污脓就是产后恶露不尽，瘀滞腹痛。山楂30~50克，炒焦后煎水加红糖，基本2天内就可痊愈。

🍁 受凉腹痛

有位在养鱼场工作的患者，经常下水拉网，一次干活后肚子受凉疼痛，我建议他用炒过的山楂加生姜、大枣、红糖来治疗。炒过的山楂可以祛寒性。服用1次肚子就不痛了。

枣、红糖可以补能量，山楂酸涩涤污脓，姜辛辣能定痛。这个方子也是治疗痛经的妙方，可用于屡治不愈的顽固痛经。

一个小小的食疗方，却同时具有三大功用。受寒，有辛香定痛祛寒湿的生姜；体力不够，血气不足，有甘甜益力生肌肉的大枣、红糖；在里瘀血不化，有酸涩收敛涤污脓的山楂。

痛经，疲劳时疼痛剧烈，则重用大枣、红糖；受寒时疼痛剧烈，重用生姜；若有瘀血块排出，就要加重山楂用量。

学懂药方，治病就不用拘泥于一方一药。

🍁 疮痕

有一个小伙子，20多岁，满脸长痤疮，服用泻火药后疮火泻但疮痕不能消。疮头是火，疮痕是瘀血，火已去而瘀血未消，所以瘢痕久久不愈。

治疗时，山楂打成细粉，调黄酒敷于瘢痕处。半个月后疮痕消得干干净净，患处肌肤光润如常。这是个简便价廉的美容小方，可除痘印、痘痕。注意同时也要戒暴饮暴食。

想要身体好，就要少吃荤，多吃素；少煎炸，多蒸煮；少饱食，多半肚；少放盐，多放醋；少吃甜，多吃苦；少狼吞，多嚼咀；少生气，多忍辱；少争斗，多让步；少偷懒，多跑步；少熬夜，多睡足。

🍁 癥瘕

山楂是身体肌瘤的克星。古籍中有记载："诸结聚积滞，腹痛包块山楂一味煎汤饮。"山楂一味煎汤饮能消身体癥瘕积聚。它不单是简单的冰糖葫芦，而有非常重要的药物功用。

患者有结滞、包块、硬结，可用山楂开胃、开脉管，还能消积化滞。

子宫肌瘤的治疗可以用常规的桂枝茯苓丸加山楂。西安的一位老师说，她用桂枝茯苓丸加100克山楂，治愈了一例蛋黄大的顽固子宫肌瘤。患者喝药酸到牙齿都软了，肌瘤也就融掉了。

痛经

月经腹痛如抽，吃不下饭，四肢冷寒。外有寒，里有瘀，用生姜5～7片，山楂30～50克，加红藤共同服用，一般1～2次就可治愈。

寒凝则血瘀，治疗寒凝就用生姜，治疗血瘀就用山楂，而不用普通丹参之类的草药。因山楂带酸，酸涩收敛能涤污脓，这是普通活血药不具备的功效。山楂除活血化瘀的功效外，还能向下排脏垢。

再配上红糖，酸甘能化阴，辛甘能化阳，如此可以阴阳并补。调经方也是在调阴阳，山楂配红糖补阴，生姜配红糖补阳。

如果一个人阴气比较重，有怕冷之类的表现，治疗时重用生姜；如果一个人阳气较亢，血压高，血脂高，面红，就稍重用山楂来融化血管内的堵塞，如此头脑就能轻松。

子宫瘀浊

妇人卵巢有积液，治疗用代抵挡汤。代抵挡汤，顾名思义，指能代替抵挡汤将子宫的瘀血浊垢扫荡出去。

代抵挡汤由山楂50克，当归20克，加红糖1把，黄酒1杯组成。这4味药中，酒行气血，当归补气血，山楂排污垢，红糖调口感，配合使用既好喝又能活血补血、排污垢。

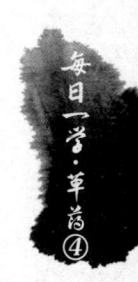

很多妇科杂症，不用太多药，用很普通的药来调配就可治疗。

山楂还有很多精彩的用法，我们留待日后再慢慢学习探索。

今天要和大家讲的这味药，能通上彻下，古籍中有句话把这味草药的功效讲得淋漓尽致：上可消胸中痰唾之癖，下可推腹中新旧之积，外能散皮肤疴痒之风，内能去筋骨百节之痛。

这味药就是威灵仙，它号称风药之王。看名字就知道它药效威猛又灵验，很有口碑，能被封仙封神的药，自然是极灵验的。

瘫痪

唐朝商州有位手脚瘫痪的患者，关节不利，无法活动，家里人散尽家财为他治疗还是不能恢复，服侍了他近10年。

贫无达士将金赠，病有高人说药方。

最后一位高僧路过见到这患者，说有味药能治。这家人按高僧的描述，请草医郎中去山中挖采，正是威灵仙。

患者早上服药，下午就全身发热。手脚像过电一般变暖，连续服药10天左右，竟重新站了起来。他慢慢生活自理，步行如常。威灵仙这个药在当地就流传起来。

威是性格威猛，灵是效果很灵验，仙是形容这味药的药效可以封神。

手足麻痛

威灵仙是威猛灵验之仙草，可专治手足顽麻痹痛。

女人手足麻痛，治在肝，四物汤加威灵仙。四物汤补血，威灵仙通经络，两药配合能将血送至手脚。

有个20多岁的女孩子冬天经常手脚凉，我让她在秋季服用半个月四物汤加威灵仙，冬天就不再手脚寒凉了。

在冰库周围工作的男子，手脚发凉、冻伤，就可用四君子汤加威灵仙。

痛风

威灵仙是痛风之要药。痛风单用土茯苓效果还不够理想，加用威灵仙，如虎添翼。

朱良春朱老的这组对药我用得最多。只要痛风脚痛无法走路的患者，就用土茯苓100克，加威灵仙20克煮水，早上服用，傍晚就可走路。但这只是症状上的改善，想治愈必须忌嘴。人总是病于嘴，亡于腿。嘴乱吃，腿不动是大忌。患者管住嘴，迈开腿，之后就基本不用再吃痛风药。

我们在龙尾义诊时，一些老人腿脚软绵隐痛、酸痛，我们用腰三药加威灵仙治疗，复诊时，老人们反馈腿脚都不再痛了。它因这个效果也被称作铁脚威灵仙。

骨鲠卡喉

有句口谚：铁脚威灵仙，砂糖加醋煎，一口咽入喉，鲠骨软如棉。

鱼骨梗塞咽喉可用威灵仙，配合醋、白砂糖煮水，含于口中，不要吞下，鱼骨就可化除。

现在治疗骨质增生，少不了威灵仙，它可是祛风湿、治骨病的神药。

跟骨骨刺

患者脚跟部骨痛，也叫跟骨痛，是跟骨长骨刺所致。

地骨皮、威灵仙再加腰三药（黄芪、枸杞子、杜仲），上5味药内服可缓解跟骨痛症状。地骨皮可以引药到脚跟部，而后再用药渣煮水泡脚、按摩脚底，几次就能见效果。

颈肩腰腿痛

骨刺疼痛，用威灵仙、白芷研成细粉，粉越细越好，再以醋调和敷在痛处，药凉时可用电热吹风机或者热水袋加热。

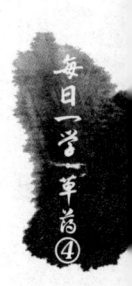

颈肩腰腿痛，周围长骨刺，疼痛剧烈时也用这个方子治疗。威灵仙和白芷配合可祛风湿、止痛麻。用药当天疼痛就可缓解一半。

坐骨神经痛

坐骨神经痛，疼痛像闪电一般的放射到脚下，治疗时用铁脚威灵仙的根部（威灵仙通常都用其根），阴干研成粉末，每次1调羹以酒送服。

体虚气不够则加党参，以党参水送服，几次后疼痛解除。

威灵仙能迅速治疗疼痛，但是坐骨神经痛不是为了提醒大家吃药，而是提醒大家运动，人的精气神足，骨头就能强韧无病痛。

到一定年龄身高会变矮，这叫"骨缩"，实际上也是筋缩，筋长一寸寿延十年，大家每天早上起来练功拉筋有利于长寿。

急性胃痛

芳香定痛祛寒湿，治疗急性胃痛用芳香药。金不换、紫苏、藿香、延胡索、白芷这些都是治疗急性胃痛的良药，而威灵仙功效更强。威灵仙30～50克，与1～2个鸡蛋同煎，加一点红糖。通常吃1次，胃痛消失就立即停药。威灵仙药效迅猛，止痛迅速，有痛时止痛，无痛则会动气血。

腮腺炎

腮腺炎，腮帮鼓包、发炎，疼痛剧烈，用威灵仙加醋一起煮至浓缩，敷于患处，可适当饮用少许，此为取威灵仙宣通之性以宣通经络。醋为酸涩，能收敛涤污脓，重用醋可降火。

过于疲劳，看电脑过度，眼、喉咙上火，忌食煎炸食物。海带拌醋食用，可消除脖子周围的硬结。凉拌木耳、海带，加醋均可。

急性扁桃体炎

今天和大家分享一个我花了大价钱得来的治疗急性扁桃体炎的神方。一定是非常严重的扁桃体发炎才能用这个方子，因为它药效太强劲，基本是箭无虚发。

扁桃体炎，肿胀如球，痛剧，无法吞咽，用威灵仙、白英、青皮各 30 克，煮水服用。可少量频服，有时仅服用半剂或小半剂就能达到较好的治疗效果。

这个药方的服用方法很重要，像猪八戒吃人参果一样是不行的，想要治喉咙，需将其含于口中。凭借这种用药方法，对症的猛药直接作用于局部，可 1 次治愈。

呃逆

有些人心急，进食速度快，常常容易呃逆。治疗时可将威灵仙、蜂蜜各 30 克，煎汤服用。蜂蜜能缓急，威灵仙能疏散焦急闷气。

患者胃酸不够，我们可以加少量醋。这个方子便宜又有效，是治疗心急气逆的良药。

胆结石

网上有报道用威灵仙 60 克煎水，慢服，千口一杯饮，慢慢消融，宣通肝胆之气，治疗胆结石。

我们煎药时，可以放一些肝胆部的引药。如穿破石专通肝胆经，再加威灵仙，我们之前有讲过金钱草是可专用来融石的草药，两药合用可用来开路。

结石

肾结石、尿路结石的治疗也用威灵仙，此时需加白茅根，作为尿道引药。

尿黄、尿赤的患者，挖半斤左右的白茅根，取其根部煮水服

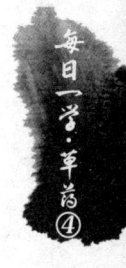

用，第2天尿液即可清澈不发黄。

有些人常吃煎炸烧烤的食物，还经常熬夜，尿色重，尿道疼痛，治疗可用白茅根加威灵仙，或单用白茅根，或威灵仙、金钱草各30～50克。

便秘

有位患者，便秘数日，口苦口臭，服用大承气汤仍无法攻下。医生为他加用3～5克威灵仙。患者服用后火邪降下，排便通畅。

威灵仙有宣风通气的作用，能通肠道之气，加强肠道蠕动。

现代研究发现，威灵仙除加强肠道蠕动外，还可加强胆道蠕动、喉管蠕动、尿道蠕动。威灵仙是一味动药，动静又谓阴阳，使人动为阳，使人静为阴。

阴阳是黑白、是高低、是胖瘦、是寒热，阴阳无处不在。

乳腺结节

治疗急性乳腺炎、乳房胀痛，将20～30克蒲公英煮水服用，炎症可消除大半。威灵仙打粉加醋拌成糊可治疗内部结节，将其敷于患处，第2天睡醒结节即软化。

结节遇威灵仙就像老鼠见到猫一样无处可逃。

面部麻痹

有些人早上骑摩托车车速很快，冷风吹后，脸发麻。我们当地称为伤风。风会导致感冒、面部麻痹，有些人在伤风后会咽喉痛、讲话沙哑。

这时用威灵仙、防风各20～30克，再加大枣。大枣能补足中气，威灵仙和防风能排出面部的风。

咳嗽

车速非常快时，风吹到咽喉里会引起剧烈咳嗽。威灵仙和防

风各20～30克，专治肺部伤风咳嗽。

有些妇女易生气，会感觉咽喉部有梗阻感，类似胸中如有芥蒂、骨鲠在喉、不吐不快的感觉，也就是俗语说气得脸红脖子粗。

威灵仙20～30克煎水，加几勺醋，1～2勺蜂蜜配合服用，通常用药1～2次就可痊愈。

蜂蜜能润，醋能软化，威灵仙能通。润、软、通合用，对于食管癌不能吞咽食物效果较佳，服药后能咽水。这个方子有延年益寿之效，千金难买。

今天到此，更多精彩在明天。

草药小贴士

威灵仙，味辛咸，性温，入膀胱、大肠、胃经，能祛风除湿、通络止痛、消痰水、散癖积。

(1) 治中风手足不遂、口眼歪斜、筋骨关节诸风、腰膝疼痛、伤寒头痛、鼻流清涕、皮肤风痒、瘕瘕、痔疮、大小肠秘、妇人经闭：威灵仙洗焙为末，以好酒和令微湿，入竹筒内，牢塞口，九蒸九曝，如干，添酒重洒之，以白蜜和为丸，如梧桐子大。每服20～30丸，酒汤下。

(2) 治肾脏风壅、腰膝沉重：威灵仙末。蜜丸，梧子大。温酒服80丸。平明微利恶物如青脓胶，即是风毒积滞，如未利，再服100丸，取下，后食粥补之1月，仍常服温补药。

(3) 治腰脚疼痛久不瘥：威灵仙5两。捣细罗为散。每于食前以温酒调下50克，逐日以微利为度。《圣惠方》威灵仙散，又方：威灵仙1斤，洗干净，在好酒中泡7日，取出研为末，加面糊成丸子，如梧子大。每服20丸，用泡药的酒送下。

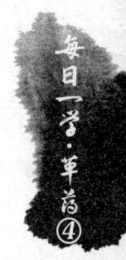

(4) 治脚气入腹，胀闷喘急：威灵仙末，每服10克，酒下。痛减一分则药亦减一分。

(5) 治疟疾：威灵仙，以酒1钟，水1钟，煎至1钟，临发温服。

(6) 治噎塞膈气：威灵仙1把，醋、蜜各半碗，煎5分服，吐出宿痰。

(7) 治停痰宿饮，喘咳呕逆，全不入食：威灵仙（焙）、半夏（姜汁浸焙）。为末，用皂角水熬膏，丸绿豆大。每服7~10丸，姜汤下，日3服，1月为验。忌茶、面。

(8) 治痞积：威灵仙、楮桃儿各50克。上为细末。每服15克重，用温酒调下。

(9) 治癖积：威灵仙为末。炼蜜丸，如弹子大，红绢袋盛1丸，同猪精肉200克煮烂。去药吃肉，以知为度。

(10) 治大肠冷积：威灵仙末。蜜丸，梧子大。一更时，生姜汤下10~20丸。

(11) 治男妇气痛，不拘久近：威灵仙250克，生韭根12.5克，乌药2.5克，好酒1盏，鸡子1个。灰火煨一宿，五更视鸡子壳软为度。去渣温服，以干物压之，侧睡，向块边；渣再煎，次日服，觉刺痛，是其验也。

(12) 治肠风病甚不瘥：威灵仙（去土）、鸡冠花各100克。上2味，锉劈，以米醋2升煮干，更炒过，捣为末，以生鸡子清和作小饼子，炙干，再为细末。每服10克，空心，陈米饮调下，午复更服。

(13) 治痔疮肿痛：威灵仙150克。水1斗，煎汤，先熏后洗，冷再温之。

(14) 治便毒：威灵仙、贝母、知母各50克。为末。每服15克，空心酒调下，如不散再服。

(15) 治破伤风病：威灵仙25克，独头蒜1个，香油5

克。同捣烂，热酒冲服，汗出。

(16) 治牙痛：威灵仙、毛茛各等量。鲜药洗净，捣烂取汁，1000 毫升药汁加 75% 乙醇 10 毫升，用以防腐。用棉签蘸药水擦痛牙处。注意不可多擦，以免起疱。

第 85 日
黄芪

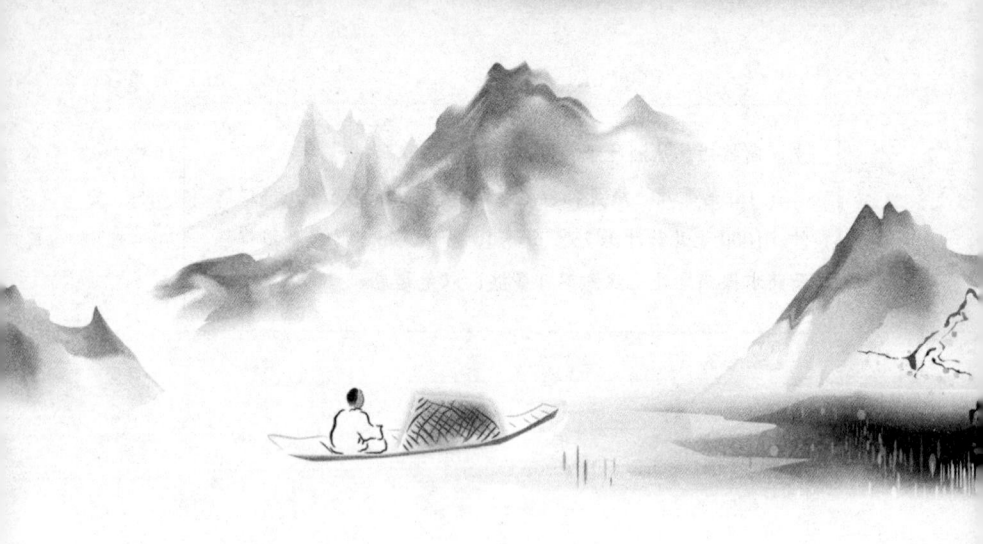

10月20日 晴 湖心亭公园

　　昨天学到威灵仙。常人认为它是祛风湿药，而在我眼中它是通药，可入身体，无处不通，无处不达，有瘀堵不通就用威灵仙，大概可总结为以下几方面。

扁桃体炎

　　威灵仙擅消胸中痰唾之痞，即痰涎唾液堵塞于胸，痞者不通也，患者胸闷、痰多或者咽喉痛。

　　威灵仙可治疗小儿扁桃体炎、胸中痰唾之痞、胸咽部痰阻所致的红肿，甚至急性发热。

　　去年有个14岁的发炎患者，高热体温达39℃，咽喉疼痛无法进食，仅能喝一点点凉水。

　　这种疼痛越剧烈、不适感越强烈的病证，用威灵仙治疗的效果越好，能消咽喉中的梗阻感。

威灵仙、白英各30克，以降咽喉火。白英连肺部癌症的火都可消，更何况这种普通咽炎咽痛之火。还应加青皮，注意一般理气的药不行，得用破气的药。上3味药称为扁桃三药，服用1剂咽喉痛就消解大半，服用2剂即能退热，进食咽喉无碍。中药也能如此快速的见效，扁桃三药中威灵仙的功效是消胸中痰唾之痞。

陈皮理气，青皮破气。青皮就像棋盘中车一般横冲直撞，体虚的人服用后基本都会腹泻。

重剂量使用理气药也会腹泻，所以一些严重便秘的患者，用重剂量的青皮、陈皮治疗，就能畅通大便。

梅核气

有位30多岁的妇女患有梅核气，易生气。梅核气即妇人运动锻炼少，饮食不能消化而为体内逗留的痰浊。

生气时梅核气向上冲，阻塞在咽，吞不下吐不出。

不安恐惧时梅核气向下运动，至子宫成为瘤结包块。

如果常常生气或闷气、嫉妒、怨恨、恼怒、烦躁、过于计较等，梅核气就会停留在胸肋形成乳腺增生。

医生给她用半夏厚朴汤治疗，但服用近10剂仍然不见效。

这便是因为痰浊阻于经络，半夏、厚朴能将其化解，但还需一味药能通上彻下，将阻滞在筋络骨节、五脏六腑的痰浊都消散送走，这味药就是威灵仙。

在方中加威灵仙、射干各10克。射干可治疗咽闭，消痈毒之火。患者服1剂药咽喉就舒服许多，用完3剂药后梗阻感消失，再服3剂则可不再复发。

平常一样窗前月，才有梅花便不同。这就是经方加减的神奇之处。

老年便秘

威灵仙善推腹中新旧之积。肚子里的新旧垃圾，威灵仙都能

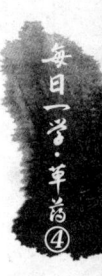

像铲土机一样将它们铲出体外。

《医学衷中参西录》中记载一例严重热结便秘的案例,众医家用大承气汤治疗,大便仍然不能通下。有位刘素庭的老先生见此力排众议,用威灵仙3钱(10克左右)治疗,患者服用后迅速排便。

此前从未有人听闻以威灵仙通便的治疗方法。

老先生说,威灵仙是通便药的导火线,可将肠管滞塞之处钻通,加强肠道的蠕动,如此大便可通。

威灵仙是动药,动药的动性能动血、动肠、动经络管道。它就是通过加强肠道蠕动力来推腹中新旧之积。

虚人要少用动药,通常用3~5克,壮人也仅用8~10克。

威灵仙乃大承气汤的得力助手,也是治疗痰结硬块堵积在体内的得力助手。古籍上记载,治疗年老气衰,津液枯燥,大便秘结,用黄芪、枳实、威灵仙。

老年人便秘,尤其是中风后卧病在床,大小便堵塞,腹中冷痛的老年人,可用黄芪、枳实使体力增强,威灵仙使经脉通畅。有体力且经脉通畅,大便就能被推动排出。

威灵仙不单能通排大便,膀胱的一些疾病也属于腹中新旧之积的范围,可用威灵仙。

高尿酸血症

尿酸过高、痛风、血毒很盛的患者,我们就用土茯苓和威灵仙治疗。

上坡头村有一位痛风脚崴的患者,我用土茯苓、威灵仙、薏苡仁加四逆散,这7味药对于普通痛风、血尿酸高的治疗效果非常好。服用10剂药后患者即可行步如常。

局部红肿疼痛发亮,则要加金银花、连翘;便黄赤、黄浊,则加黄柏,将四妙散也融入。

这就是我们治中风的大致思路。

荨麻疹

威灵仙还能通毛窍、毛孔，能治痒。古籍记载威灵仙擅散皮肤瘙痒之风，祛邪风能朝服暮效，乃治风神药。

有位妇人患荨麻疹4年多，早晚瘙痒，抓时有血痕，吃海鲜后加剧，后期连鸡蛋都不能吃。

诸痛痒疮皆属于心。我让她服用四物汤加威灵仙、生甘草、石菖蒲、苦参各10克，火麻仁、制首乌各20克。即四物汤加痒六药。

火麻仁、制首乌润肠通便，祛风止痒，洗肠道；苦参、石菖蒲，能通大肠和膀胱，将心到膀胱的湿毒，从膀胱排出；甘草解毒，威灵仙祛风。治痒先治风，风去痒自息。风性善行而数变也，痒是风的影子，百病之长的风被去除影子就能自消。

痒六药合四物汤，以养血，并清血中之毒，可治皮肤瘙痒；痒六药合四妙散，可以治疗腰脚以下的痒。

我们现在的痛痒三药丹参、石菖蒲、威灵仙，就是从痒六药中简化而来的，可起到活血脉、祛风的效果。

肩颈腰腿痛

威灵仙可通筋骨百结，能祛冷冻腰膝之气，利筋骨板结之风气。筋骨百结堵塞所致颈肩腰腿痛的治疗就用它。

我刚开始在虎山治病时，经常使用威灵仙，学生都惊讶于它的神奇药效。

四逆散加黄芪、威灵仙，颈肩腰腿痛基本都能减轻，有时给患者义诊，这个方子一天中会用到10余次。

生气时痛感加重，用四逆散；碰冷水加重，加威灵仙、干姜；劳累后加重，加黄芪、党参。以上同时存在时，就用四逆散加威灵仙、干姜、黄芪、党参。

有位关节疼痛剧烈的患者服用这8味药，治好了近8年的关节痛，从此成为普及学堂的铁杆粉丝。

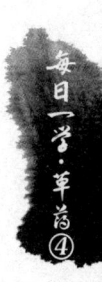

这就是威灵仙利周身百结之气的功用。

弃杖丸

今天给大家分享一个神方，这个方子可以帮患者"抛弃拐杖"所以被称作"弃杖丸"，又名"放杖丸"。

有位中风偏瘫的患者，病后走路不正，疼痛非常，关节屈伸不利，局部还痒痛。

铁脚威灵仙能让筋骨强劲，塑造出铜皮铁骨。我们让患者将威灵仙打粉，蜜炼为丸，再用温酒送服。患者服用后大便呈黑色浓胶样。他排出这种壅塞经脉的痰浊后，腿脚就轻松许多。所以此时用药量须至腹泻，如果未能腹泻，应适当加大药量。其后再以粥养调补，半个月左右患者就能痊愈。

将来我们要炼制大量的弃仗丸来帮助中风偏瘫的后遗症患者摆脱拐杖和轮椅。

胆绞痛

白芍、威灵仙各30克，甘草10克，可用于治疗胆绞痛。急性胆绞痛服用1剂通常疼痛就可减半，服用3剂，疼痛消失。

有个胆绞痛患者用这个小方子治疗后，5年都没有复发。

子宫肌瘤

严重的痛经，甚至已经有子宫肌瘤包块的患者，用威灵仙30克，生姜、大枣浓煎，加少许红糖。如此治疗能通中带补，可让子宫肌瘤肌块也像威灵仙消骨鲠一样被消除。再加山楂之类，酸涩涤污脓，药效就更神奇。

骨刺

前几天上海的一位医生发短信说，希望我能给他推广一个针对比如风湿痛麻、颈肩腰腿痛的治疗方，他们那里太多人患这样的疾病了。

我告诉他，对于骨刺疼痛、痹痛、风湿关节痛，用威灵仙 30 克，醋制延胡索 10 克，加到辨证方中，治疗效果极好。

无论风湿痹证，还是颈肩腰腿痛的疾病，这 2 味药都有很好的治疗效果。记住是醋制延胡索，醋能软化，能静。

尿道结石

肾结石的患者，服用排石药后仍尿痛，结石堵塞无法被化解排出。用威灵仙 30 克，金钱草、桃仁、枳壳各 15 克。服 1 剂疼痛止，服 2 剂结石就可从小便排出。

桃仁能润，凡仁皆润；枳壳能下，乃破胸捶也；威灵仙能化能通；金钱草能利。利、润、下、通合治，这是四平八稳的方子。

我们可以用这个药方来治疗尿道的结石阻滞。上次我们只用了威灵仙和金钱草，四逆散里有枳壳，桃仁还没有用，患者尿道结石的掣痛就消去了。

要想细讲威灵仙的功用，两三节课都讲不完。

做人要知足，但做学问要不知足，不能得一点点好处就放手，要借这个好处延伸挖出一整个金矿。你来老师这淘金，淘到一点就很高兴，而老师想送你们的其实是一座金矿。

今天要讲的这味药号称老年宝，是虚人的福音，弱者的阳光，消积者的救命神。我们已经讲过它在南方的品种，今天要讲的是它正宗的北方品种。

北芪，即黄芪。之前在讲五指毛桃的时候咱们有略讲一点关于它的知识。反复地讲这些好药，大家就能知其内在的道理、精华。我这次就要从医理、体验来讲这味药。

人得病不外乎虚实，实则通泻，虚劳则补之。人的死亡就是伴随着不断的劳累劳损，殚精竭虑，而致精气神消散。精少则病，精尽则亡。

黄芪能补精气神，可治五劳七伤。

五劳，即久视伤血，久卧伤气，久坐伤肉，久立伤骨，久行伤筋，大家牢牢地记住五劳所伤，以后就知道该如何治疗虚劳患者。学会治虚劳，就可以独当一面。

🍃 头晕

一劳，久视伤血。眼睛太疲劳会影响身体健康。

上周有位患者，整日盯着手机、电脑看股票，而后头晕不欲饮食。眼睛无神，因为血不养眼则昏暗，血不养脑则晕。这就是"手机中毒"的表现。

我让他用黄芪、枸杞子、当归、菊花泡茶服用，叮嘱他要戒久视。用药3天，患者的头晕就被治愈了。

黄芪30克，当归5～6克，可补血，治疗伤血后头晕。

暑假时候一个孩子的妈妈说孩子视力又下降了，准备带他去配眼镜。

我建议先不用配眼镜。孩子这种情况，首先暑假不要玩手机，然后服用四君子加黄芪、党参、枸杞、菊花治疗，暑假才过半，孩子视力就恢复正常。

现在很多近视青少年其实都是假性近视，实际就是眼睛里血被用干。眼睛干涩仍不休息，它就会让我们看不见，所以目暗淡没有精光就用黄芪枸杞汤治疗。

孩子这是久视伤血，后期只需用黄芪、枸杞2味药泡茶，不用再服其他药。

🍃 久卧伤气

二劳，久卧伤气。有句话叫坐死走活睡神经。人睡觉越多就越没力气，骨伤的患者在床上睡2个月，康复后肺活量减至六成。瘫痪中风的患者在床上不亡于瘫痪，而亡于没有运动。

因此我们要将无法活动的患者借助直立床直立，久卧伤气，不只是身体无气不能恢复，卧床的一面也会长满褥疮、烂疮。现在有很多人就是久坐致臀部长疮，久卧致背部长疮。

《冷庐医话》记载，大病后，从头到脚肿胀较甚，呼吸短气，声嘶力竭，二便不通，生命垂危。换了好几次医生都没能治好，最后有个医生决定，先不治疗他的危重病况，久卧一定有气伤，先固气，人活一口气。于是用黄芪120克，加糯米30克，煮粥服用，为患者补中益气。用小勺一点一点地让患者用完一碗粥后，患者喘平。如此几天后，患者大便变得非常通畅，肿胀亦消去。

元气旺，肿胀消，精气足，百病除，精气虚，万邪欺。黄芪糯米粥，糯米能养胃气，久卧所伤之气恢复，患者就逐渐痊愈了。

黄芪能让气伤致瘫的患者站立起来。

人的中气足，走路就昂首挺胸，中气虚则背驼腰弯，中气虚甚就卧病在床。人活着叫活得顶天立地，活直了，倒下去是气虚，所以生病叫病倒了，这其实就是气不够。其他人治疗是治病，而我则治气。

中风偏瘫

我治疗过一例中风偏瘫的患者，中风1周时就找到我。以前找我治疗的患者经常是已经瘫了半年甚至1年，病久之人治疗时间一般也比较长。

未偏瘫前，该患者退休在家常常坐着看电视，久坐，精气就源源不断被耗散。

慢病无速法，王道无近功。我让患者用黄芪120克和四物汤一起煮服，因为久卧伤气，气损及血，他的嘴唇也没有血丝。

患者的侄子也懂医，对方中剂量十分震惊。但患者服药1周左右，他的侄子给我打电话反馈情况好转许多，患者已经能起来走动。再1周后又反馈说患者已经可以骑摩托车了。

黄芪对于中风偏瘫能快速补气，再以四物汤养血。气血并补就可治久卧伤气。

手脚麻木

三劳，久坐伤肉。常常久卧的人要小心久坐伤肉，肉即脾也，脾主肌肉。

有个商店的老板娘，右腿肌肉麻木，捏都没有感觉。张锡纯将这种情况定为气滞血瘀、气虚血阻，称之为血闭、虚劳所致的局部肌肉麻木。

气虚则麻，血虚则木。这就像是树没有营养，叶子变黄，怎样掐它都没有感觉。现在很多人变得冷漠、麻木就是因为气血虚，对外界事物反应弱，所以麻木不仁，服用补气血的药后，表情都会丰富起来。

这个老板娘3年多扎了许多次针，用了许多艾条，都没能康复。因为这些外用的方法只是起到通的功效，但老板娘体内气血不足，外力怎样搀扶也扶不起来。就像淮山的藤，如果下方营养不能供应，即使不断把藤绑在竹竿上，它也不能一直向上生长。

于是我们给老板娘用黄芪桂枝五物汤增强能量，大家也可在桂枝汤的基础上加黄芪，我是加入气血三药（黄芪、当归、鸡血藤），再加上可祛筋骨百结之痛、止痛麻的威灵仙，10味药左右。

老板娘服用1剂药后，当晚睡觉感觉感腿很温暖。10剂药吃完，双手大拇指竖起跟我说，医生你厉害，我就服你。

我说，这是中医厉害。

我曾说，有些病我不能治，但是中医能，我们需要有这种气魄，不能假天地之功为己功。是这些天材地宝的草药与仲圣古代医家经验的合体，以及《黄帝内经》的久坐伤肉这种医理，才能让我们有这些心得。

整日久坐的养尊处优的尊容人，经络血管肉都会凹陷、不饱满，气血也不通，就像踩着水管时，水流不会通畅一样。

很多人不解我为什么很少游玩，因为于我而言玩是在吃苦，习劳干活出汗是在享受。我全身出汗后，晚上很快能进入梦乡，次日上午6时自动就能起来。有的时候结果是灾是福，与世人过程的感觉是颠倒的。

平日去上课时，我骑车很快，因为怕迟到，现在仍偶尔有考试不过关、上学迟到的噩梦。这说明我还需再练，等这种梦没有了，境界也就高了。

四劳，久行伤筋。治疗久行伤筋的方子，即《验方新编》里的"四神煎"，是我大学期间获得的。

四字出头的方子非常值得大家研究，四妙散、四逆散、四神煎、四君子汤、四物汤都代表我们中国"四"的文化。有些人怕四，其实是怕死亡，像这样心态先弱了可不行。会怕四的人，也是气血虚。

鹤膝风

大学时，有个跑步的运动员经常熬夜上网，身体劳损，现在跑步的水平越练越差，过度训练又让膝部肿得像萝卜一样，且弯曲不利，1个月间只能卧床，无法运动。

一位中医奇人告诉他可用黄芪120克，牛膝、石斛各80克，远志50克，金银花20克，煎煮内服来治疗。

这个药方用药的剂量很不可思议。

但"奇人"说自己治过最严重的是鹤膝风，老年人的膝关节肿得像鹤腿一样。这个运动员只是运动后损伤的红肿热痛，治疗更不是问题。这个用量其实还是保守的，如果想要2次药就明显好转，黄芪应翻倍，用240克。服药后要注意用被子盖住下半身，因为膝盖骨可能会发汗，要避免受邪。

运动员听后安心吃药，并用被子盖住下半身，果然膝盖骨中流出许多汗水，有些还是黄色的。用药第1天肿消去一小半，第2天消肿一大半，第3天肿处全部消退，已经可以正常走路了。

运动员的身体虚劳，筋骨失养，仍跑步消耗，就像是骑自行车而不曾涂油，磨损就会很严重。人关节会出问题，也是因为少油。因此我们平时会用些药酒舒关节，吃大枣等养筋油的补血之品。

跑步本身没有问题，但是体虚的人跑步就是大问题；游泳本身没有错，但是熬夜劳损后游泳就有错；吃水果没有错，但是肠胃虚寒还吃水果就有错。这有点辨证论治的感觉。

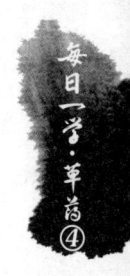

这个讲话模式大家可以借用，以后看到患者生活作息有问题，但他很满意自己的方式，大家就可以委婉地表示方式没错，只是你的体虚所以不适合。

脚肿

五劳，久立伤骨。

曾有位售货员，久站以致脚底痛，小腿静脉曲张，长期不愈。我建议她换个工作，因为她这是职业病，如果不换工作，身体必然越来越差。

她换了工作后，我让她服用黄芪、益母草、川芎加腰三药、四逆散治疗，几剂药后，肿伤就消退，脚底也不再疼痛。

这种久立伤骨的治疗方法，我们用腰三药主治腰脚，用水肿三药（黄芪、益母草、川芎）配合四逆散消肿胀，再加以调节情志，远离怨恨、恼怒、烦躁。

今天到这里，更多精彩内容，我们明天继续。

草药小贴士

黄芪，味甘，性温，归肺、脾经，能补气固表，托毒排脓，利尿，生肌。

(1) 表虚自汗：多用于体虚表弱所致的自汗。如表气不固汗出，用黄芪配白术、防风治之，久服必效。方如玉屏风散，也可配浮小麦、麻黄根等。

(2) 阴虚盗汗：可与生地黄、麦冬等滋阴药同用。

(3) 急性肾炎水肿：用于阳气不足所致的虚性水肿，黄芪常与防己、茯苓、白术等合用，方如防己黄芪汤。

(4) 慢性肾炎水肿、脾肾虚：常与党参、白术、茯苓同用。

(5) 阳气虚弱：用于疮疡久不溃破而内陷，有促进溃破及局限作用。痈疽久不穿头，常与穿山甲、皂角刺、当归、川芎同用。

(6) 疮疡溃破：久不收口，有生肌收口之作用，常配银花、皂角刺、地丁等。脓液清洗，与党参、肉桂等同用。

(7) 肺气虚证：咳喘日久，气短神疲，痰壅于肺无力咯出。常配伍紫菀、款冬等，温肺定喘、健肺气之品。脾生痰，肺储痰，所以健太阴以祛痰，黄芪补气所以尤善治气虚。

(8) 气虚衰弱：倦怠乏力，或中气下陷、脱肛、子宫脱垂。补气健脾，常与党参、白术等配伍；用于益气升阳而举陷，常与党参、升麻、柴胡、炙甘草等合用。

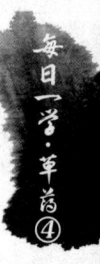

第86日
甘草

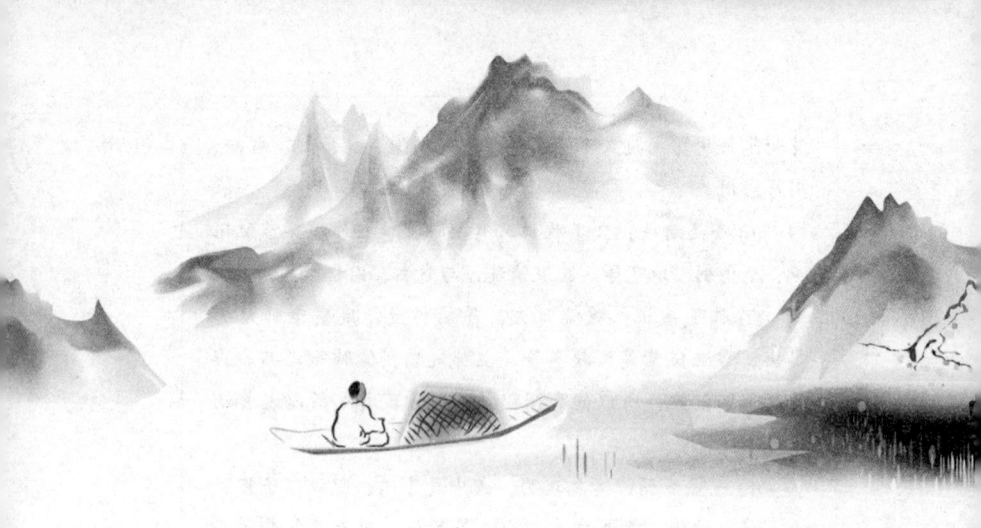

10月21日 晴有风 湖心亭公园

昨天我们讲到黄芪，黄入中土，芪则长者也，能让人延年益寿，从名字就可见这是一味中气十足的药。

想要活得老，脾胃就要好，中气足百病除，中气虚万邪欺。

我们来总结一下黄芪常见的功效。

🍁 水肿

第一，黄芪可治疗虚劳水肿。

胡适先生曾因劳累过度而下肢肿胀难耐。但他认为中医不科学，使用常规消炎药治疗，肿不能消。好友劝他尝试中医，胡适听从了建议，找到北京号称"陆黄芪"的名医——陆仲安先生为自己治病。

陆老眼光独到，一看就知道胡适是体虚所致的水肿，但陆老治疗时不去刻意利水，而重用黄芪100~200克，让他煮汤服用。

胡适用药几天后觉得体力倍增，又坚持用药几天，水肿像潮水一样退去。

补气利水则气足肿消。我们临床上治疗中老年人劳累过度、体虚脚肿就用黄芪、赤小豆或者黄芪、益母草。

有一次，老师拧毛巾时发现，不用力毛巾就拧不干，用劲一拧，挤出水来，毛巾才能干爽。从中老师就领悟到气足则水除，气虚则水积。这就是妙处。

尿闭

营盘村有位80岁的老人，脚肿，不能排尿，到医院导尿也不能利出。

我建议老人用100克黄芪，加点甘草一同煎煮，这中间没有一味利水的药，但老人服用1次后，小便就畅通了。又连续服用10次，脚不再肿，小便量也变大。

体虚多病

第二，黄芪能够强身健体。

进食过多牛奶、蛋糕、鸡、鸭、鹅等肥甘厚腻，会增加肠道的负担。

最典型的案例是三村一个小孩子因为天天喝牛奶、吃蛋糕，不吃青菜，才11岁就得了慢性阑尾炎。他父亲说，已经治了半年了，书都不能去读。

我说，书可以继续读，但要让他改吃素。再将治疗阑尾炎最厉害的红藤、败酱草，加到四逆散中，配合服用。不足半个月，孩子身体恢复，开心上学。

"膏粱厚味，腐肠之药"，现在许多肠炎患者也是这个原因，少荤多素才是饮食王道。"出车入马，瘫痪之机"，意思是出入都是乘车骑马，长此以往，人就会瘫痪、瘫软。

东坡先生发现平时读书写作劳累过度，运动量又少，常感觉

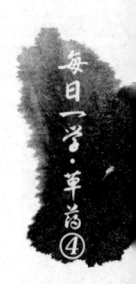

到脑袋不够清醒。他懂得医药,就给自己熬黄芪粥服用,所以他的体魄好,能耐操劳。

常喝黄芪粥,人老少病忧。

黄芪煮水代茶饮,也可用来煲粥,最适合中老年人体虚力弱。手脚软绵,没力气干活,很想偷懒,就是因为魄力不够,黄芪能补肺气以强魄健体。

感冒

第三,黄芪可以益卫固表,预防感冒。

天气一转变,许多小孩子就感冒、流清鼻涕。半个月前接诊了一个流清鼻涕的小孩,他爷爷此前给他用一些消炎药或凉茶之类,无效。我让孩子服用黄芪口服液,半盒后,就不再流清鼻涕。

这种流清鼻涕就是因为体虚,《黄帝内经》讲:"诸病水液,澄澈清冷,皆属于寒"。

冬天寒冷水很清很凉,夏天炎热水就很浑浊。

黄浊主热,清稀为寒。流清稀鼻涕的患者就给她煮黄芪水或黄芪姜枣茶,服用后抵抗力增强,就能减少感冒。

心绞痛

第四,黄芪是治疗心脑血管壅塞的良药。

清代王清任认为周身之气充满,血能流通,就不会患病。他创出补阳还五汤,其中有2味药值得大家注意,一味是补气的黄芪,重用50~100克,另一味是活血化瘀的川芎。其他药都是为了辅助这两位大将。

有位患者心绞痛,服用麝香保心丸之类的药品可以助开窍,暂时性缓解疼痛,但是一旦停用人会更累。

我们要知道,出现以下情况时,需要用补气药治疗。

一是虚肿,肉虚浮松散。

二是脉沉弱无力。有力无力辨虚实,无力就属于虚。

三是面色淡白、灰暗。血虚患者初期面色淡白，严重者面色就像黑夜一样暗下来，所以我们说印堂发黑应补气血。

四是易出汗，怕风。气虚的人抵抗外邪及固汗之力较差，所以怕风。

五是气喘。上下楼没劲儿，缺动力乃气虚也。

有位心绞痛患者，面色暗淡，虚肿，脉沉弱无力，于是我让他用黄芪80克，加川芎或三七粉煮水服用。吃药后，半年了心绞痛都没再发作过，若非如此，他睡觉都要抱着保心丸。

这个方子能充足气血、通畅血脉，所以可治疗心绞痛。

疮痈

第五，黄芪还可用于治疗久败疮。

黄芪有疮家圣药的美称。初疮属热，久疮属寒。普通新起的疮多是热毒性的，不用黄芪治疗，而久治不愈的疮就属于寒性。

庵背村有位患者脚上长疮，反复流清水3个月。患者怕感染，打消炎针，也吃了清热解毒药，疮口都变白了，但迟迟不能痊愈。

我见疮口变白，没有血色，就让他用四君子加黄芪80克，服用7剂药后，疮口收合，服用15剂药时，已经可以正常下田干活。

暴病多实，久病多虚。体虚，疮口流清稀样脓水，疮面下陷偏白的患者，用这个方子治疗屡用屡效。服药后肉就能慢慢长好。

口腔溃疡

皮肤长疮的患者，其实是烂疮在肠胃之中，十二指肠溃疡、胃溃疡、肠道里白色溃烂点、口腔溃疡等，长期不愈，患处已由红转白，有糜烂样变，这都是受体虚影响。

口腔溃疡患者，大半年没有恢复，这已经不再是口腔溃疡，而是体虚不长肉，比如烂嘴角。

李东垣讲过人要是元气虚，则会发热。这种虚热应用补元气

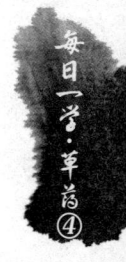

的方法来退，用四君子，加黄芪50~80克，再加黄连3克，石菖蒲10克。

菖连饮乃治疗口疮痛的良药，黄芪补气助肉生。服用10剂左右，口疮即可消去。

攻邪没有疗效时我们就要想到扶正。治病要灵活，不能拘泥于一方一法。

🍀 脱肛

第六，黄芪能治疗各类脱垂之象。

黄芪可升阳举陷，用于治疗慢病久病气虚无力、脱肛的患者。

5年前，我在五经富治疗过一位喜喝浓茶的脱肛患者，他每次大便后肛门易掉脱，需要用手送回。不少中老年人都有这样的困扰，只是脱垂程度不同，人越疲累，脱垂越严重。

我给他的第一条建议就是不要再喝浓茶，茶多利尿，会消元气。然后用补中益气汤，重用黄芪80克。他服用7剂药后肛肠上提内缩，渐渐痊愈，直到现在都很少再发作。

好习惯加上好药物就等于根治恶病。

子宫脱垂、胃下垂、脱肛、内脏下垂的治疗都是同一个道理，都需要升阳举陷。

🍀 老年痴呆

第七，黄芪可用于治疗中老年人痴呆。

《黄帝内经》说："上气不足，脑则健忘痴呆"，就像打井一样，力不够就不能见水，气不上达，精液不能上承濡脑，以致痴呆。

我们用黄芪能将肠胃的气血运输到大脑。

营盘村有一位健忘的患者，脉象无力。治以补中益气加颈三药，患者服药后，记忆力增强，头脑变得好用，做事也比以前果断。

忧郁为气虚，过思为气不够，踌躇为气少。这时治以补气就能提高行动力。

产后虚汗

妇人产后，冒虚汗不止，治疗用黄芪 30 克，党参 10 克，加益母草 20 克。能补气利水而固汗，使浊水从下方膀胱排出而不由肌肤排出。

膝盖痛

中老年人膝盖痛，是膝盖中缺油，用黄芪配枣仁、牛膝，可以让膝盖变得灵活有力。

枣仁养肝血可以润膝，牛膝引药到膝，黄芪补膝盖周围的肉，服用后膝盖有力，恢复得快。

黄芪是扶正气的经典药，功效非常多。

我再给大家归纳一下黄芪补五脏虚损的功效。

瘦弱

黄芪可补卫气以长肉。身体不长肉，小孩子瘦弱，可服用黄芪口服液或者补中益气汤，消瘦的人就会慢慢长肉。

产后脚肿

黄芪可补肾气以利水。妇人产后腿脚无力，脚肿。最安全又有效的方子是黄芪 80 克，山药 100 克煮水。黄芪补虚，山药养脾，服药 3~5 剂，脚肿消退。

中气下陷

干活常常无力，不能上楼梯，也用补中益气汤治疗。

二村有位患者，上 3 楼都会气喘吁吁，要扶着栏杆休息 2 次。服用 7 剂补中益气汤后，反复上下楼也无事，由此可见补中益气汤非同凡响的提气之功。

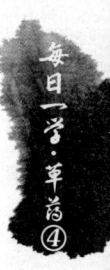

痹痛

黄芪还可补心气以除痹痛，昨天讲了现在很多中老年人脚部麻痹疼痛的案例，治疗这些疾病就用黄芪桂枝五物汤，或者黄芪加桂枝汤。

天气转冷，脚疼痛的患者，服用2～3剂黄芪桂枝五物汤，就可缓解大半。

如果这个汤药不便找，也可将黄芪、生姜、大枣一起煮浓汁服用，黄芪量要大，通常用80～100克，量小就没有效果。这个药方可壮脚力、强腰膝。

黄芪五脏六腑之气皆能补，少剂量补肺气，重用补肾气，30～50克补脾胃之气。

中风偏瘫

黄芪可以补肝气以强筋。肝气足，则筋骨强。中风偏瘫后遗症的治疗方就是重用黄芪的补阳还五汤。

有位半身偏瘫的妇女，卧床几个月，全身虚肿，已3个月不来月经，脚以下皮包骨状，人搀扶才能坐起。

邓老治以补阳还五汤，黄芪用到120克。起初家里人觉得剂量过大不敢让她服用，后来试着先服用半剂，几天后月经通了，患者信心大增。邓老乘胜追击，给她用到200克黄芪，服用10剂药后，瘫痪了几个月的人居然能自己坐起来，再服用10多剂药后，她可以拄着拐杖慢慢站起来了。

配合着刻苦的锻炼，来回加减服药大半年，患者可以正常工作。

易汗出

黄芪可以补肺气以固表。就像家里安上门，风就吹不进来，窗户关上就不会冷一样。黄芪进体内能固毛窍，所以冷风无法进入。

车站的一个孩子非常易出汗，我用玉屏风散（黄芪、白术、防风）加生姜、大枣。1剂药后身体干爽，服完10剂药病愈。

《神农本草经》上称，黄芪主小儿体虚百病。小孩子体虚百病，首推黄芪。体虚不耐风寒，常汗出如流水就用玉屏风散加生姜、大枣。

前列腺肥大

患者尿频、尿急，西医学诊断为前列腺肥大，后期大小便不能排出，导尿效果也不理想。

医生从王清任《医林改错》中找到黄芪六一汤。黄芪、甘草用量6∶1，黄芪18克，甘草3克。患者服用1剂后就能排出尿液，服用几剂后，前列腺肥大胀痛之感全消。后来医生才领悟到老人是因为气虚不足，才无法排泄。

服用黄芪、甘草后脚底会有力量涌出的奇妙感觉。

今天要和大家讲的这味药基本每位医生都会用到，每个药方也都有这味药。它号称和事佬，只要有它，多药一起合用药性也不会打架，这味药就是甘草，号称国老。

咳嗽久不愈

甘草能祛痰止咳。

支气管炎患者，咳嗽半个多月未能治好，仍频繁咳痰。我让他服用复方甘草片，3次后，痰就咳吐干净了。

治疗肺部痰壅，张仲景用桔梗甘草汤。桔梗20~30克，甘草10克，可开宣肺气把痰邪排出体外。

甘草能清热解毒。

工厂的工人难免闻到废气，田中的农民难免会吸入农药，甚至家庭里的主妇也难免被油烟所熏，有个卖油条的家族中出现好几个肺癌患者，这就属于职业病。如果懂得中医中药，我们就可以提前防治。

首先大家油炸食物时要戴口罩，其次，每隔半个月就熬浓甘

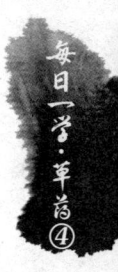

草汤服用，甘草能解百药之毒。毒不可怕，毒进体内不能排出才可怕。就像人难免会生气，会吃到不干净的东西，就看大家有没有本事将这些毒素从体内排出。

手脚拘急

甘草能够缓急止痛。手脚抽痛紧张、拘急，用芍药、甘草各30克就可以治疗。大家记住芍药甘草汤中芍药和甘草的用量都要足。

我治疗一位玩电脑玩到手抽筋的患者，用的就是桂枝汤。桂枝10克，芍药、甘草各用30克。患者服用3剂药，手即松软。

我说，如果他下次再来找我治这个病，我就不帮他治疗了。因为病可以治好，但瘾需要自己改正。

我治疗的一例最严重的脚抽筋患者，一晚上抽筋近10次，最后干脆不睡觉了。

治疗其实很简单，用淫羊藿、小伸筋草、芍药，加缓急止痛的甘草，再加牛膝、薏苡仁引药到腰脚。基本上用这个方子就没有治不好的抽筋。

人身体烦热较多的热抽筋，就重用芍药和甘草，老年人怕冷则加大剂量淫羊藿。如此治疗抽筋十拿九稳。

心悸

甘草可补中益气，以补五脏之气。

有些人不爱运动，常吹空调，平时易心跳加速、心慌，可用桂枝、甘草各10克，加龙眼肉20~30克治疗。

有患者反映自己隔三差五心脏莫名跳动，一服下这个方子（桂枝、甘草、龙眼肉）就好了。

龙眼肉，可养心阴，治疗心悸怔忡；桂枝、甘草能补心阳。心阴、心阳充足，心就健康。

手脚无力

我们组织过一次大徒步，有个学员说自己肯定走不了那么远，因为此前她从来没有挑战过 7 公里以上的距离，但这次要走 30 公里。

我说不用怕，我会让药替你疲惫劳累。于是我让她提前熬黄芪甘草汤服用。古籍记载，黄甘汤能治脾虚力弱，服用者脚底如有力涌出。就是说服用黄甘汤后，走路脚底像踩有火箭炮一样，有种自动弹起来的感觉。她服药后 30 公里走完，仍很有活力。

走路拖泥带水，或老人走路拖着脚，拄拐杖，就用黄甘汤，黄芪 50 克，甘草 8~10 克，服用后脚底就能有力。

大家总感觉到不耐烦，不想做事情，就是体虚的表现，用黄甘汤治疗，黄芪、甘草能把脾胃的气补足。

这些治疗，我们治的就是体力的不足。

失眠

治疗肝气不足用枣甘汤，即枣仁配甘草。

患者经常着急不能入睡，就用酸枣仁和甘草治疗，甘草缓急止痛，酸枣仁养血润肝。

酸枣仁一般 10~20 克，研末煮水服用，治失眠效果好。粉不够细，效果就不够好，酸枣仁配合甘草的枣甘汤能治疗肝血虚的失眠。

腰痛

有些腰痛患者手不敢去碰疼痛处，这可能是坐骨神经痛，要用通法治疗。而肾虚腰痛的患者常常喜欢用手按揉肾的位置，喜欢敷热水袋，不喜欢风吹，治疗就要用附甘汤，附子和甘草来暖肾阳、排寒气。

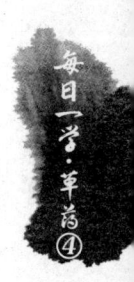

肺气不足咳嗽

如果患者是肺气不足而咳嗽,治疗要用桔甘汤,即桔梗和甘草,这个药方可以提肺气。

寒热错杂胃痛

甘草可调和药性。凡用纯寒纯热药,必用甘草缓其力,寒热夹杂亦用之,调和其性无攻击。

我治疗过一例寒热胃患者,吃凉会腹泻,吃热会上火,平时胃易胀气,这就是寒热胃。

我教他养胃注意5点,即软点、慢点、淡点、暖点、缓点。用四逆散,加黄连、干姜各5克,再加甘草10克,以调和黄连、干姜的药性,以防药性冲突。

他服用了几剂,胃怕冷怕热的感觉就消失了。

今天就讲到这里,甘草还有很多奇妙之处,我们留待明天继续学习。

草药小贴士

甘草,味甘,性平,归十二经,可补脾益气、止咳润肺、缓急解毒、调和百药。临床应用分"生用"与"蜜炙"之别。生甘草,长于清火,以清热解毒,润肺止咳,用于痰热咳嗽,咽喉肿痛等。炙甘草,长于温中,以甘温益气,缓急止痛力强,用于脾虚胃弱,心悸脉结代等。

粉甘草,善治尿道痛,尿路淋,生草节宜消肿毒、利关节;粉甘草,偏重清内热,泻心火。同是一物,其炮制所不同,则功效主治亦别。

(1) 治荣卫气虚,脏腑怯弱,心腹胀满,全不思食,肠鸣泄泻,呕哕吐逆:人参(去芦)、茯苓(去皮)、甘草(炙)、白术各等分。上为细末,每服10克,水1盏,煎至七分,通口服,不拘时。入盐少许,白汤点亦得。

(2) 甘草治肺痿久嗽(恶寒发热,骨节不适,嗽唾不止)。用炙甘草150克,研细。每日取5克,童便3合调下。

(3) 甘草治小儿热嗽。用甘草100克,在猪胆汁中浸5天,取出炙后研细,和蜜做成丸子,如绿豆大。每服10丸,饭后服,薄荷汤送下。此方名凉膈丸。

(4) 甘草治肺痿吐涎沫而不咳者:甘草(炙)200克,干姜(炮)100克。上药细切,以水3升,煮取1升5合,去滓,分温再服。

(5) 甘草治阴下湿痒:甘草1尺,并切,以水5升,煮取3升,渍洗之,日三五度。

(6) 治农药中毒:甘草200克,滑石粉25克。用时将甘草煎汤,冷后冲滑石粉顿服。每日连服3次。

(7) 治少阴病二三日,咽痛,与甘草汤不差者:桔梗50克。甘草100克。上2味,以水3升,煮取1升,去渣,分温再服。

(8) 甘草治失眠、烦热、心悸:甘草5克,石菖蒲1.5~5克。水煎服。每日1剂,分2次内服。

(9) 治痘疮烦渴:粉甘草(炙)、栝楼根等分。水煎服之。

(10) 治妇人脏躁,喜悲伤,欲哭,数欠伸:甘草150克,小麦1升,大枣10枚。上3味,以水6升,取3升,温分3服。亦补脾气。

(11) 治婴儿目涩,月内目闭不开,或肿,羞明,甚至出血者,名慢肝风:甘草1截,以猪胆汁炙,为末,每用米泔调和少许灌之。

(12) 治汤火灼疮:甘草煎蜜涂。

(13) 治疟疾:甘草2份,甘遂1份。共研细末,于发作

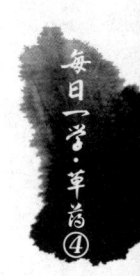

前2小时取用1分放肚脐上，以胶布或小膏药贴之。

(14)治胃及十二指肠溃疡：瓦楞子（煅研细末）250克，甘草（研细末）50克。混匀，每服10克，每日3次。甘草粉10克，鸡蛋壳粉15克，曼陀罗叶粉0.5克。混匀，饭前或痛时服，每服3克，日服3次。

(15)甘草治饮馔中毒，中砒毒：甘草伴黑豆煮汁，恣饮无虞。

(16)治铅中毒：生甘草15克，杏仁（去皮、尖）20克。水煎服，每日2次，可连服3～5天。

(17)伤寒咽痛（少阴证）：用甘草100克，蜜水炙过，加水2升，煮成1升半。每服5合，每日服2次。此方名甘草汤。

(18)治伤寒脉结代，心动悸：甘草（炙）200克，生姜（切）150克，人参100克，生地黄500克，桂枝（去皮）150克，阿胶100克，麦门冬（去心）250克，麻仁半升，大枣（擘）30枚。上9味，以清酒7升，水8升，先煮8味，取3升，去滓，内胶烊消尽，温服1升，日3服。

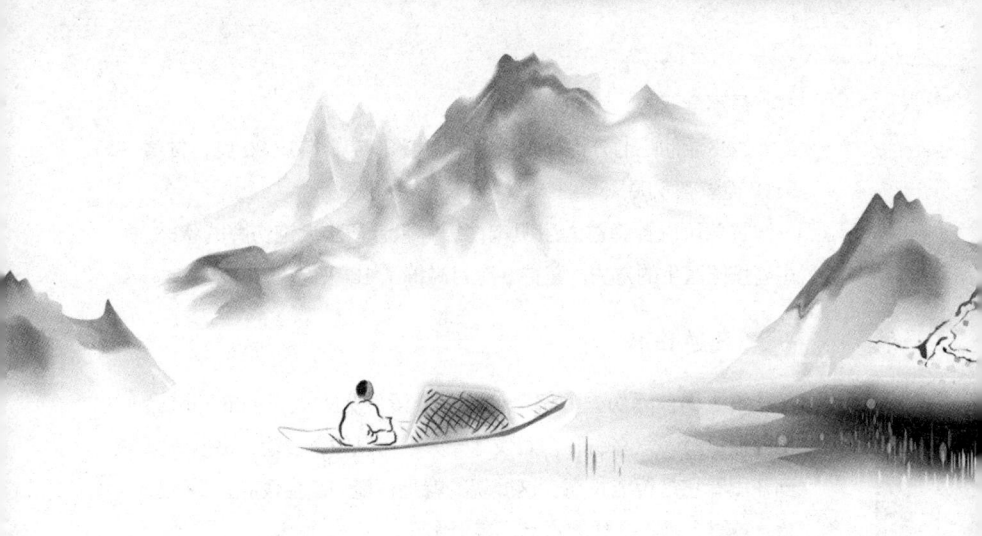

第 87 日
人参

10月22日 晴 湖心亭公园

昨天讲到甘草这味药，它有个可爱的名字叫甜草。甘甜益力生肌肉，平时体瘦，不易长肉，个子较矮的小孩就可以服用甘草治疗。

脾胃不太好，容易胀满的人吃甘草要加点陈皮，即陈皮甘草汤，可以治疗大饱伤脾。

五劳讲过了，今天要和大家讲七伤。

肥胖

第一伤，大饱伤脾。肥胖，肚子很大的人减肥用山楂甘草汤或者乌梅甘草汤。药物酸涩能收敛涤污脓。

报道说有个肠肥肚满的人，常年应酬多，体重100多千克。在健身房锻炼，仍然体重不减。只锻炼，而不能管住口的减肥方式，是不全面的。

医生让他吃七分饱，剩余则用山楂30克，陈皮20克，甘草5~7克煮茶水喝。

甘草可以补脾益力生肌肉，缓解患者多年大饱伤脾的状态。患者按照医生的方法，坚持3个月减掉了15千克。

气逆伤肝

第二伤，恶伤，大怒气逆伤肝。爱发火之人，他的肝就会伤得很严重。急怒伤肝，酒伐木。大家可以做个试验，拿瓶酒灌到花里看它是否能长高，这展现的就是过量的酒会伐肝；暴饮暴食，或过食煎炸之类的食品，容易伤肝。

五经富的宴席很隆重，主人家会请许多人一起吃饭，餐桌上十几个菜，应有尽有。但放开胃口吃的就是傻人。暴食后，目珠痛、牙痛都来了；过量饮酒，肝脏疾病来了；再食用煎炸烧烤，咽喉痛也发作了。纵口腹而不惜其身，是为不智，此言胜金玉，要谨记！

这些大怒气逆伤肝的行为，都可服用大黄甘草汤，大黄10克，生甘草5克，泡茶服用泻下力强。火气下撤，热不上炎。这就是大黄甘草汤涤荡六腑，推陈出新，排出脏垢的功效。

寒湿伤肾

第三伤，久坐湿地或房劳过度而伤肾，表现为腰酸腿软。

山里有个渔夫，经常撑船打鱼，脚部僵硬。他虽然没坐在水里，但是船是泡在水里的，久坐水气也会灌入关节，渔夫常常天蒙蒙亮或是半夜就外出劳作，被雾露之气所伤，骨关节僵硬，不能工作。

附子、干姜、甘草各10克，寒湿伤肾用炙甘草补，如果是湿热伤肾则用生甘草来清。渔夫服用1剂药后，本来僵硬、屈伸不利的腰立即变软。

他都不敢相信这么一小点的药就有这样明显的效果。我还告诉他，这是职业病，治好后想要不复发就别再去打鱼。

附子、干姜是草药中的火神，人体火不足，就得用它们。

人身体会硬也是因为阳气不够，或受寒凉。特别是脾气硬，绷着面没有表情的人，十有八九都是因为受了寒。

客家人的喝茶也有学问。比如说，客人拜访某家人，拖延不肯走，这家人又不好直接送客，就泡凉的茶给他，这就叫热茶迎人，冷茶赶人。

大家想要积极热诚、有活力，就得喝这些温暖的药方，如温阳的附子干姜甘草汤。

哮喘

第四伤，饮冷伤肺。

没有做好防护，身体受寒，又喝凉水，这就为中老年哮喘咳嗽埋下了因。

有个孩子喜爱喝饮料，咳嗽久久不愈。我说我能帮他治，治法就是戒。戒是良药。这个境界很多人都做不到，关闭病因、苦因进入身体的途径，患者身体自然就健康。

我常和人说，病不可怕，造病因不停止最可怕。

患者咳嗽凶猛，有时夜间声音响，一家人都无法入睡。白天天气热，又吃凉果，喝冷饮。治疗就要将凉冷从患者的世界里除去。因为形寒饮冷伤肺。

孩子戒食凉饮10多天，什么药也没吃，就不咳嗽了，这就是不药而愈，因为戒为良药，养生用戒。

老人昼夜都咳清稀像水一样的痰，夜间、天冷会加重。了解到这些情况，我就要给他制造一个热的身体内环境。

夏天病情加重的疾病，要用清凉的药；冬天病情加重，要用温暖的药。由此，遇冷加重的疾病我们就要给他用温暖的干姜甘草汤，专门暖脾胃以祛肺寒。干姜、炙甘草各10克。

辛甘发散为阳。寒水最怕阳火照，寒咳最怕干姜草。用炙甘草就是取其缓急的功效，也可将姜粉、肉桂粉拌在粥里服用。

心悸

第五伤，忧愁思虑伤心。七情一动易伤及心。

心脏病的人，怕吃撑和睡眠差，但最怕的还是七情动摇。情轻病亦轻，感情清淡，患者的病就会减下来。

心慌心悸、嘴唇乌暗的患者，治疗要用桂枝甘草汤暖心阳，心肌缺血，需加龙眼肉、枸杞子这些红色的草药来补阳补血。服用3剂后，心就不慌也不躁，服用10剂左右，嘴唇的乌暗也变淡了。

抑郁就是人不够阳光，这是一个阳光方，能制阳光消阴翳。所以治疗一些抑郁症，我们也常用桂枝甘草汤。

外感风寒

第六伤，风雨寒暑伤形。狂风暴雨、极寒极热，会伤及形体。被风雨淋到，祛风用羌活，祛雨水用藿香。随便抓一把羌活、藿香配甘草服下，鼻窍开，汗出，风雨就从体内出去了。

怕黑

第七伤，恐惧不节伤志。

我治疗过一例黑夜不敢出门的病证，患者觉得夜间有鬼向自己身上扑。这其实是心虚、气虚。孩子一般夜不出户，因为孩子的气都比较虚，属于少阳状态。

对于这个患者的治疗，我们给他用补中益气汤。黄芪配甘草，甘甜益力生肌肉，加党参能提升抵抗力。服用20多剂后，夜间恐惧感消失。

夜间做梦被别人追打，也治用补中益气汤，气补满后，这种梦就能消失。

虚梦用补中益气汤；实梦，即梦到自己打人，就用黄连泻心汤来泻心火。

甘草就分享到此，今天我要和大家讲的是一味家喻户晓的草药。垂危的患者用它，能活第二春；将死之人用它，有可能再活几十年；大内伤的人用它，可能会恢复得很理想。这味药就是药中之王——人参。

人参最主要的功效就是大补元气。

痴呆

治疗老年人严重痴呆，就用人参、黄芪各10~20克，龙眼肉、枸杞子各20~30克，再加牛大力。

部长的老母亲尿崩，每晚小便30~40次，又老年痴呆，我治疗时先固尿，用黄芪、牛大力、人参、龙眼肉、巴戟天，老母亲才服用10剂药左右，就恢复许多。每日排尿只8~10次，人也清醒一些。

老年人可以服用人参大补元气以健脑、固小便，壮年人服用人参会促发育反而易老。这就是所谓的花早发者必早谢。

花卉市场上，越早卖花的店家越爆卖。所以一些花农会将催化剂、硫黄之类埋到花期较晚的花盆底下以补阳气，花的根部阳气充沛，就能提前开放。但是这样的花开花后整条枝干全部都会枯萎，因为它只是向外催发，而没能固元阳。

晚成者大器也，早发者早谢也。小孩子吃补药或者含激素的食品太多，同样会使乳房、喉结发育过早。除病体虚元气不足外，小孩不要轻易服用人参之类的补药。

脱证

参汤能大补元气急救，古代中医急救必备的就是它。

人危急病证有2种，一是脱证，二是闭证。脱证是气力不够，如撒手人寰，手都无力而松开，像是有出气没进气一般，这时要立刻给患者灌人参汤，汁越浓越好。参汤复苏，能大补元气，只要能灌下，患者就能醒来。

虚损

人参可补元气，增脑力，被誉为是补气第一药，能抗疲劳。

本草是运动员的法宝，也是身体保健、养生锻炼的护航药。有时写作、干活易疲劳，就可以服用参芪。

老年人身体很虚，独自上2楼都非常困难，又嫌弃喝药麻烦。我就建议他平时服参芪泡水，想更快见效就用参芪注射液。人参抗疲劳效果很好，是专补虚治劳损的药方，老人用药1周左右，上下楼梯就不再喘了。

心律不齐

人参可以治疗心脏跳动过快或过慢。心气虚，心律不齐，甚至心力衰竭都可用人参治疗。

有些人服用人参补五脏安精神的效果好，但易上火。可以在人参的基础上加少量麦冬，泡水服用，气阴并补则不易上火。

南方有一个汤药叫清补凉，很多人喜欢吃。秋天食用效果就很好，因为秋燥气不足，需滋阴益气。

清补凉的主要成分是沙参、麦冬、玉竹、山药、扁豆、大枣、黄芪、人参。上午服用，下午疲劳感就能消失。平时常觉得身体没劲，干活缺动力，服用清补凉养好身体脏腑之气，干活就能雷厉风行。干活拖泥带水之人，就是因为虚，用这个药方可以补虚止损。

西山村有位心律不齐的患者，服用清补凉后不仅疲劳感消失，心律不齐也有所好转。这再次证明人参能补五脏安精神、定魂魄、止惊悸、除邪气，久服轻身，耐老延年。

心肌梗死

人参可治疗血管堵塞、心肌梗死。

心肌梗死基本上都带有虚的因素，不虚就不会塞，乃本虚标实，根本原因是元气不够。治疗应提升动力，用人参丹参粉或人参三七粉。

天气转变时，人易有闷塞心慌的感觉，严重时会心绞痛，医院诊断为冠心病。此类患者一定是寸脉很弱。心主寸，脾主关，肾主尺。寸脉弱基本都带有心脏动力不够的问题，即心气不够。治疗时用人参、三七、丹参打成粉，每次服2～3克，每日2～3次即可。

患者服药后心慌、心悸、胸闷的症状消失，干活也比平常有劲。

人参有倍力气的功效，平时久用活血化瘀药的患者，易感到虚和累，就可加人参益气。

🍃 高脂血症

人参可调节血糖、血脂。低则提高，高则降低。服法很重要，就像烧火一样，点火时加柴太快，火会熄灭，慢慢放柴，小柴反而能烧大火。这就叫作慢火添柴。人体也是一样，补药分多次服用，身体就易消受。

血黏度偏高，血管易硬化堵塞的患者，治疗用人参、丹参、山楂。山楂、丹参这些红色的药，有活血化瘀之功，人参能补气。

活血化瘀力强会致气力不够，瘀就更严重。就像水库只放水是不行的，还要储水。就如打拳得先收拳再出拳，人也是如此，想要推开血脉的瘀阻，就得先补足气。

🍃 虚积

人参可以助脾胃消化食物。

中老年人食欲不振，用山楂治疗效果也不理想，这种就是虚寒型的疾病。因为元气不足不能化谷气，类似于炉底没有火，再少的水也烧不热。

老人手脚冰冷，食欲不振，家里人给她用山楂醋开胃，他喝得感觉骨头都酸软了，胃口还是不好。这就是治疗方向反了，消

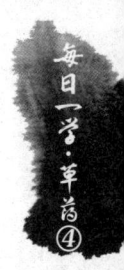

食积，需是体内真正有积，而老人这是虚劳无力的虚积。

我用附子理中汤，附子、人参、白术、干姜、甘草，它们全是暖阳的药，而没有刻意用消食化积的草药。老人服用1剂药后，喝水甜，吃饭香，睡觉也更沉稳。胃暖蠕动力加强就能促消化。

干活疲惫到吃不下饭，就不能用山楂治疗。服用山楂无力感会更强。中药没有绝对的好药，也没有绝对的坏药，灵活选择、辨证运用很重要。

我的一位朋友，以前在外出差很疲累时，会奖励自己到餐馆大吃一顿，但往往饭后反而更累，几天都不能恢复。越累越要节食多眠，因为身体已经很虚，没有多余的动力消化食物。用人参治疗，是因为它能补气助消化。

记忆力差

人参能开心益智。

孩子读书不专注，记忆力差，治疗就用人参、石菖蒲，泡茶服用，这是最经典的补心开窍方。

有人做了一个实验，在考试前1个月把学生随机分两组，一组服用人参粉，另一组为对照，结果服用参粉的学生平均成绩明显提高。

但是我还要告诉大家，孩子毕竟正处于发育的阶段，千万不要依赖于参粉之类补药，即使真的是体虚不得不吃也要少剂量服用。

参粉能补心开窍，通常是人参、石菖蒲各10克。对于孩子我一般建议用党参，不要用泡参，如果是泡参则几片即可。

人参我们就分享到这里，更多精彩在明天。

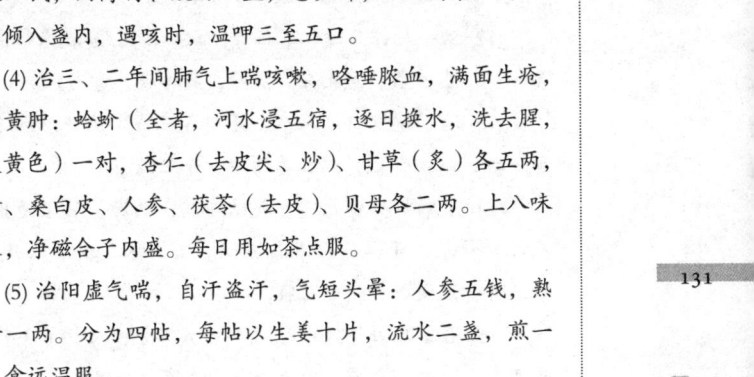

草药小贴士

人参，味甘微苦，性温、平，归脾、肺、心经，可大补元气，复脉固脱，补脾益肺，生津安神。

(1) 治营卫气虚，脏腑怯弱，心腹胀满，全不思食，肠鸣泄泻，呕哕吐逆：人参（去芦）、白术、茯苓（去皮）、甘草（炙）各等分。上为细末，每服二钱，水一盏，煎至七分，通口服，不拘时，入盐少许，白汤点亦得。常服温和脾胃，进益饮食，辟寒邪瘴雾气。

(2) 治胃虚冷，中脘气满，不能传化，善饥不能食：人参末二钱，生附子末半钱，生姜（切碎）一分。上三味和匀，用水七合，煎至二合，以鸡子一枚取清，打转，空心顿服。

(3) 治肺虚久咳：人参末二两，鹿角胶（炙，研）一两。每服三钱，用薄荷、豉汤一盏，葱少许，入铫子煎一、二沸，倾入盏内，遇咳时，温呷三至五口。

(4) 治三、二年间肺气上喘咳嗽，咯唾脓血，满面生疮，遍身黄肿：蛤蚧（全者，河水浸五宿，逐日换水，洗去腥，酥炙黄色）一对，杏仁（去皮尖、炒）、甘草（炙）各五两，知母、桑白皮、人参、茯苓（去皮）、贝母各二两。上八味为末，净磁合子内盛。每日用如茶点服。

(5) 治阳虚气喘，自汗盗汗，气短头晕：人参五钱，熟附子一两。分为四帖，每帖以生姜十片，流水二盏，煎一盏，食远温服。

(6) 治心气虚损，怔忡而自汗者：猪腰子一只，用水二碗，煮至一盏半，将腰子细切，入人参半两，当归（上去芦，下去细者，取中段）半两。并切，同煎至八分，吃腰子，以汁送下。有吃不尽腰子，同上二味药滓，焙干，为细末，山药糊丸如梧桐子大，每服三十至五十丸。

(7) 治心气不定，五脏不足，恍惚振悸，差错谬忘，梦寐惊魇，恐怖不宁，喜怒无时，朝差暮剧，暮差朝剧，或发狂眩：远志（去苗及心）、石菖蒲各二两，人参、白茯苓（去皮）各三两。上为细末，炼蜜丸如梧桐子大，朱砂为衣。每服七丸，加至二十丸，温米饮下，食后临卧日三服。

(8) 治消渴引饮无度：人参、瓜蒌根各等分。生为末，炼蜜为丸，梧桐子大，每服三十丸，麦冬汤送下。

(9) 治消渴引饮：人参为末，鸡子清调服一钱，日三、四服。

(10) 止血后此药补之：大人参（去芦）二两，枣五枚。每服水二盏，煎一盏。细呷之，服后熟睡一觉，诸病除根。

(11) 治吐血下血，因七情所感，酒色内伤，气血妄行，口鼻俱出，心肺脉散，血如涌泉：人参（焙）、侧柏叶（蒸焙）、荆芥穗（烧存性）各五钱。为末，用二钱，入飞罗面二钱，以新汲水调如稀糊服，少顷再啜。

(12) 治小儿惊后瞳仁不正者：人参、阿胶（糯米炒成珠）各一钱。水一盏，煎七分。温服，日再服，愈乃止。

(13) 治下痢噤口：人参、莲肉各三钱。以井华水二盏，煎一盏，细细呷之，或加姜汁炒黄连三钱。

(14) 治胸痹心中痞气，气结在胸，胸满，胁下逆抢心：人参、甘草、干姜、白术各三两。上四味，以水八升，煮取三升，温服一升，日三服。

(15) 治霍乱心烦躁：桂心（末）二分，人参（去芦头）半两。上以水一大盏，煎至七分，去滓，分温二服。

(16) 治虚疟发热：人参二钱二分，雄黄五钱。为末，用棕尖捣丸，梧子大。发日侵晨，井华水吞下七丸，发前再服。忌诸般热物。

(17) 治妊娠酸心吐清水，腹痛不能饮食：人参（去芦）、干姜（炮）各等分。上为末，用生地黄汁，丸如梧子大，每服五十丸，米汤下，食前服。

第88日
山药

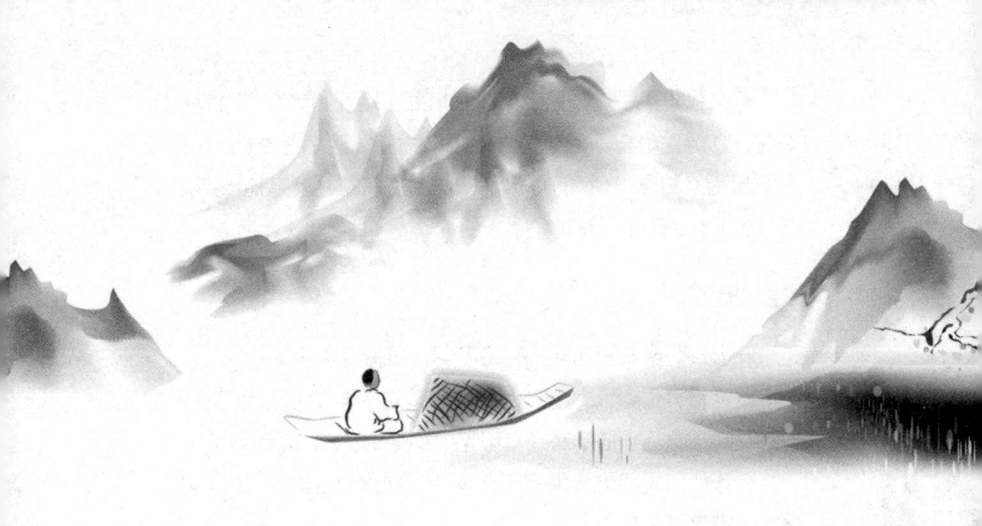

10月23日 晴 湖心亭公园

昨天我们讲到有仙草之称的人参。

人参最厉害的功用是大补元气，治疗脱证、心力衰竭等可用独参汤。

《神农本草经》中关于人参的记载有：补五脏、安精神、定魂魄、止惊悸、除邪气、明目、开心益智。

心血虚

人参能补五脏，心脏血不够，心慌心跳加快用人参、龙眼肉。

金昌叔活到80多岁，每当季节转变或者在外干活疲惫劳累时，回家后就用人参粉和龙眼肉，以水冲服，第二天起来又能龙精虎猛。

有次我骑车路过，见金昌叔在树底下刚开始铲草，而等我回来时，几棵龙眼树下的草已经全部被拔完。明明是80多岁的老人干起活来却像18岁的小伙子一样雷厉风行，就是他懂得用草药，加上有颗干活专注的心。

肝虚

肝虚最明显的表现就是目暗不明、眼睛昏花。

庵背村有位老人，一到傍晚，眼睛就不能视物，我们当地称为鸡眨眼，像鸡一样到傍晚看不见就钻进笼子，门都不敢踏出。

我让他用龙眼肉、枸杞子，再加人参粉配合治疗，以补心肝之血，明眼目之光。

老人服药2个多月，再见到他时，他好像一下变年轻了，也变得常对人笑了，反馈说自己眼睛也清晰许多。

这就是血虚则暗的道理，我们治疗时要补肝血，人参、枸杞子补足肝血则目光明，这就像欲亮灯先点油。

喘促

我们再来看人参补肺的功用。秋冬季节，咳喘、气喘、中老年人哮喘发作频繁，有些人上下楼梯都气喘，白天多干点活也喘促，晚上又喘到无法入睡。

教师村一位退休老师上3楼，中间都要休息一下，这就是心脏动力不够，肺气不足。治疗用泡参打粉，配黄芪、枸杞子一起煮成水，参粉也可最后冲兑。每天服用一小把，半个月后，上3楼时都不用扶扶手。

肺气足就不会气喘。

消化不良

人参能补脾。

青少年消化不良大多是缺少胃酸，用山楂、乌梅之类的酸甜之物助肠胃消化食物。

中老年人脾胃消化不良，一是因为胃酸少，二是脾中阳火不足。他们多手脚凉，再用酸甜就更冷。因此治疗时得用人参、大枣、生姜。元气足就能化炼谷气。

三村有位患者，舌苔淡胖，喝口水都会感觉胀，这就是脾虚的表现。我让他尝试用人参或是党参，加生姜、大枣各一小把，熬浓水服用。

大枣乃脾之果，生姜能暖胃阳脾阳，人参能补五脏之气。

肾气不足

人参可以补肾。肾气不足最明显的表现是腰酸腿软。

我在珍仔围义诊时有位老人家腰酸腿软，我说用腰三药治疗效果就很好，但老人不方便长期煎药，于是改让老人每天嚼服2～3个核桃，再用温开水冲泡人参粉和枸杞子，枸杞子也能补肝肾。

人参强心肺，枸杞子暖肝肾，核桃纳气归肾，合用可助肾纳气。此前老人服用过大量祛风湿药没有效果，我们按照这个药方，每日1次，就能补足肾气和肾精，服用后腰腿不会酸软，一整天也不疲累。

抑郁多梦

我们再看人参安精神、定魂魄的作用。

晚上梦到鬼怪欺负自己多属魂魄不定。

有些患者晚上看到床就害怕，不敢入睡，因为一入睡后就做噩梦，长期如此就心力交瘁，黑眼眶就像熊猫一样。

用对药就能抓住这些虚幻的鬼，桂枝汤加红参来定魂魄。强心阳后，噩梦自然能减少。

有些人常常很消极，看事情总往坏处想，这就是心脏缺气的表现。服用桂枝汤加红参后就能变得积极乐观，所以这也是一个乐观汤。

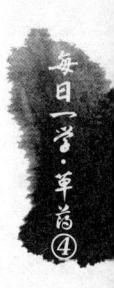

心悸

人参能止惊悸。心慌心悸，是心脏缺气血所致。用桂枝、甘草、人参、龙眼肉这些补心阳、补心血的草药，能充足心脏血气，以治疗气短汗多，止惊悸。

虚人感冒

人参可以除邪气。治疗疾病不外乎是扶正与祛邪，虚人感冒要用人参治疗。人年老后，偶尔患感冒，半个月甚至1~2个月都不愈，服用感冒药也没有效果，这就属于虚人感冒，得用人参和感冒药一起治疗。

患者鼻塞近1个月，服感冒冲剂仍半个月不愈，每日午时略有缓解。因午时身体阳气最足，所以能通。用感冒冲剂和参片泡水，服药3天就痊愈了。

体虚感冒要治用人参加解表药。这叫补虚祛邪，体现人参除邪气的功效。

人参还有很多精彩之处，我们留待以后再继续学习。

今天要和大家分享的是山药，它无论作为食物或是药物都称得上一绝。

山药是薯类药，长在地下。它的根茎能吸收周围的精华，并封藏起来，且汁液黏稠，像肾精一样，可补肾。

煮熟的山药味香，肉色白，香能健脾，白能补肺。肺、脾、肾并补的一味药物就是山药。吃山药能让人肌肉丰满。

这味貌不惊人，菜市场都能购买到的药却是一味救命的神药。

山药能养生补虚。

我们在前面讲到过一个清补凉小秘方，清能清心除烦，补能补益力量，凉可以凉血解毒，可以治疗体虚乏力、脑子疲劳迟钝和易虚火的问题。

它主要由8味药制成。山药和大枣补脾，四季脾旺则不受邪，脾旺则身体健康，脾虚则百邪干扰；配用莲子、芡实补肾收涩，夜尿频繁、腿脚酸软的患者服之可以固小便；再配沙参、玉竹补肺，能治疗阴虚火旺；龙眼肉养心，枸杞子养肝，两药合用能养心肝之血。

以山药为主药，共补五脏六腑之精气，能养生补虚，是药食兼备、养生延年的好方子。

我在清远学习时，有位患者长期虚劳上火，格外消瘦。他服用这个方子，3个月后重了5千克，虚劳上火的症状消除，又能重新工作了。

慢性腹泻

山药能治疗慢性腹泻。张锡纯推崇用一味山药粥来治一切虚弱、劳损的儿童腹泻及饮冷腹泻加剧。

腹泻缠绵不愈的患者，可以煮山药粥再拌点糖来治疗。因甘能缓急，山药又能健脾，服用3～5剂就能病愈。但须戒掉生冷、黏滑、肉面五辛、酒酪、臭恶之类的食物。

有些人熬山药粥时，排骨、香料等乱七八糟的配料放一堆，效果就不好。治病就是治病，养生就是养生，饮食干净一点，身体病就会少。

山西的一位医生在看了张锡纯的书和我的跟诊日记后，治疗腹泻大半年的患者就用了一味山药粥，服用半个月就病愈了。

所以我们有这样一个总结：孩子腹泻10日以上不愈，则让其服用煮的山药粥、蒸的山药杆、炒的山药菜，全吃山药，就能病愈。

干咳

山药能止咳。

秋冬季节干燥易嘴唇干、干咳的患者，山药和柿饼同煮服用。柿饼酸、涩能下降，可速降肺气以养阴降火。

张锡纯的珠玉二宝汤，即薏苡仁、山药各2～3两，加几个柿饼煮烂服用，治疗夜间或食用煎炸烧烤之物后加剧，虚火体质之咳嗽久不愈。

老年人慢性支气管炎的治疗也用珠玉二宝粥。

术后体弱

山药可健脾养胃。

山药粥专养术后体弱。癌症放化疗后，身体不造血，骨头被伤，山药、黄芪、枸杞子一起煮汤服用后血细胞就能增多。所以这也是治疗贫血的汤方。

通常治贫血就用补血的方法，而我治贫血则是用健脾胃的方法。

中医讲脾胃乃气血生化之源。以前有句话叫一顿吃伤十顿喝汤。现在我很少去吃酒席，即使是很好的朋友的酒席，我也只吃前3个菜，吃完就放下筷子，每次吃到七分饱也足够了。规规矩矩地吃饭就可以健养脾胃。

脾胃虚会胃下垂，治疗用黄芪、山药、枸杞子，这就是很健康的药方。

尿频

山药可固摄小便。

金樱子、芡实、牛大力、巴戟天、枸杞子、莲子，这些都是治疗尿频的王牌药。

加山药效果更理想。治疗尿频，尤其是中老年人尿频，用山药加其中任何2~3味药都很有效。

有位70多岁的老人，夜尿频繁，间隔不到1小时就要去小便，皮肤干燥，人也容易渴。上口渴下尿多，检查后发现是糖尿病。

治疗糖尿病，就用山药、莲子、芡实熬保健养生粥。

我告诉他平时不要喝凉水或者其他茶水饮料，就只喝山药芡实薏苡仁煮的粥水。

老人坚持服用3个月，血糖降了下来。夜尿只余1~2次。他把这看作保命的药方，并把它介绍给村里其他老人，大家服用后身体都有不同程度的好转。这就是山药固小便的作用。

皮肤干燥

山药可治疗秋冬天皮肤干燥。

老年人皮肤干燥，甚至干痒，抓痒后有血痕，这时用山药100克，再加何首乌、枸杞子煮水，连服半个月，皮肤就会润。

枸杞子补阳、首乌养阴、山药健脾。阴阳并补，脾胃同调，所以皮肤干燥能很快治愈。对于中老年人燥、渴、烦的疾病，用之无不效。

物润则密合无间，物燥则破绽百出。秋冬季节天气干燥，地都裂开，这个药方用于治疗秋冬季节干燥而皮肤开裂也很有效。

遗精

山药能治疗精关不固之遗精。

有个小伙子遗精频繁，很虚累，没力气运动，还伴有脱发。我建议他服用飞毛腿方，即山药、芡实、黄芪、大枣、枸杞子，这几味药煮汤，服用后配合运动，当天就能治愈遗精。后来渐渐地还长出了新头发。

这个汤方可养阴血、健脾胃，还有滋润之力，可以用于治疗身体差、虚累脱力。

山药能治遗精，说明它可以固肾涩精、补充人体精气神。人老表现在精气神，人壮也是在于精气神。

今天分享到这里，更多精彩在明天。

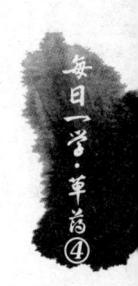

草药小贴士

山药，味甘，性平，入肺、脾、肾经，具有健脾补肺、固肾益精、聪耳明目、强筋骨、长志安神、延年益寿的功效，主治脾胃虚弱、倦怠无力、食欲不振、久泄久痢、肺气虚燥、痰喘咳嗽、肾气亏耗、腰膝酸软、下肢痿弱、消渴尿频、遗精早泄、带下白浊、皮肤赤肿、肥胖等病证。

(1) 心腹虚胀，手足厥逆，不思饮食：薯蓣半生半炒为末。每服二钱，米汤关定。一天服二次。

(2) 噤口痢：治方同上。

(3) 小便数多：薯蓣（矾水煮过）、白茯苓，等分为末。每服二钱，水送下。

(4) 痰风喘急：生薯蓣（捣烂）半碗，加甘蔗汁半碗，和匀，一次饮服。

(5) 脾胃虚弱，不思饮食。用薯蓣、白术各一两，人参七钱半，共研为末，加水和糊做成丸子，如小豆大。每服四十至五十丸，米汤送下。

(6) 湿热虚泄：薯蓣、苍术等分，加饭做成丸子米汤送服。

(7) 肿毒初起：带泥薯蓣、蓖麻子、糯米等分，水泡过，研细敷涂即散。

(8) 手足冻疮：薯蓣一截，磨泥敷上。

第89日
石菖蒲

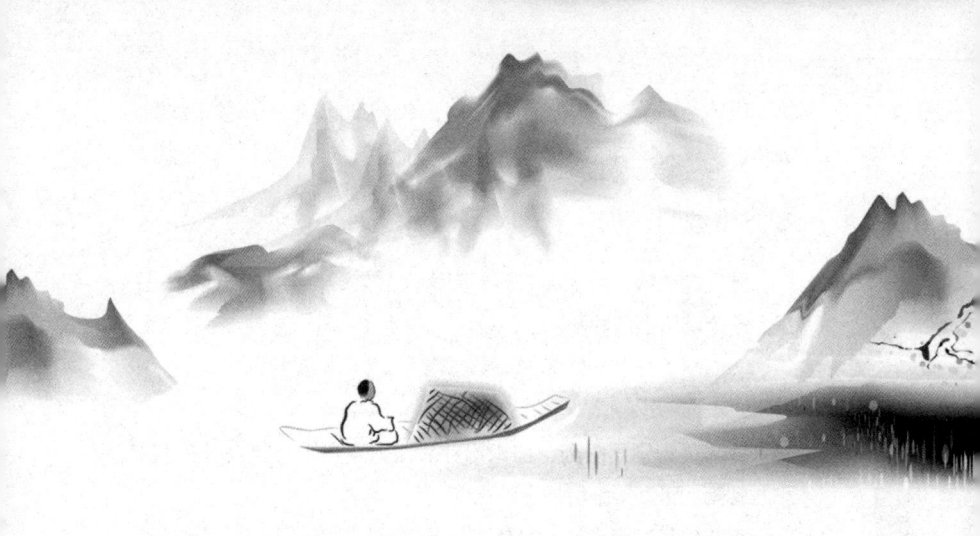

10月24日 晴 湖心亭公园

今天我们首先来复习山药。温故而知新。人的境界提高，再看同一本书，感触也会不一样。

脾喜燥而恶润，肺和胃喜润而恶燥。山药上可补肺以生津止渴，中可健脾止泻，下可补肾固精。新鲜山药偏于润燥，炒山药或干山药偏于健脾。

中老年人秋冬季节夜间尿频尿多，晚餐时服用浓煮的山药，几天就能缓解。生长2~3年的上等铁棍山药，其药效与一般的参不相上下。

肺虚久咳

山药能治疗肺虚久咳。患者长期咳嗽，痰液较清就是脾胃不好。脾胃健康，则产痰少。

山药100克加陈皮，煮汤服用，专治肺虚久咳。小孩子体弱而咳、老年人哮喘咳嗽都可用这个药方治疗。

肾虚

肺虚会久咳，脾虚会久泻，而肾虚会久漏，症状有遗精、遗尿。治疗可用山药健补。

脾虚久泻

脾虚久泻则用山药、白术治疗。瘦人用白术，胖人用苍术。小儿腹泻，可直接服用炒山药治疗。

小儿生长发育不良，身体不健壮，就用山药、大枣、莲子这些圆鼓鼓、能量较饱满的食品。

在助小孩健胃消食的消积药中，加些山药可以补脾。

糖尿病口干

糖尿病口中干渴，用山药、枸杞子、五味子、沙参、麦冬，这些平和、滋养气阴的草药可以滋润口中的干燥之感。

带下病

妇人白带量多、色白，治疗可用山药。同时忌食凉果、冷饮，专吃山药即可治愈。

产后喘汗不止

张锡纯治疗一例妇人产后10多天，喘息剧烈，汗如雨下，全身烦热且咳嗽不止的危急重证。

张锡纯用常规黄芪之类的补药无法收汗，见妇人脉象虚弱且急，遂用山药6两浓煎汁，妇人口渴就饮山药汁。服药1天后，汗出渐止，服药3天，喘消，汗止，咳停。

身体虚弱时可以浓煎山药汁代替水服用。

温热病

温热病大多起源于阴血虚，血虚则燥热。熬夜伤阴，经常熬夜的人在天气变化时易得温热病。

温热病患者，40多岁，发热，口中烦咳，脉象虚弱无力，大便不固，气喘。

张锡纯治疗时急用新鲜山药6两，煎汁2大碗，让患者以此代替茶水一口一口饮下，2天内喝掉18两山药，喘、烦咳、口渴、大便不固等问题都被解决。

山药治疗疾病时有大作用，大家不要因为平常菜市场就能买到而小视它。

古籍中治疗虚劳损用山药丸，就是因为山药可补五脏六腑。

我们复习完山药，今天要讲的这味药临床上也经常会用到，它就是石菖蒲。石菖蒲可开窍益智，宽胸去痰，除湿解毒。

脑鸣

我曾经治疗一位脑鸣患者，让他服用骨碎补加石菖蒲。复诊时反馈脑中鸣响有很大缓解。

骨碎补30~50克，石菖蒲10克。两药合用能治疗脑鸣、耳鸣，甚至耳闭。耳窍不开，肾虚耳内鸣响如蟋蟀声服药后见效很快。

鼻塞

石菖蒲还可开鼻窍，鼻炎鼻塞不通，无论多严重，治疗都用石菖蒲、辛夷花浓煎。

石菖蒲配辛夷花，可开鼻窍。但这只是治标，能有一段时间的健康，只有提高自身抵抗力才能一生不受影响。

黄芪、党参、石菖蒲、辛夷花，再配合锻炼就能提高抵抗力。

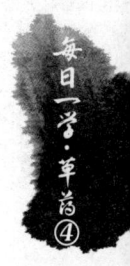

🍃 口腔溃疡

石菖蒲,还有开舌窍的功效。

上火后,口腔溃疡,舌头疼痛的患者,用石菖蒲配黄连,即菖连饮,是妇科大家傅青主的经验方,非常宝贵。其中石菖蒲10克,黄连3~5克,服药后痛立解。

诸痛痒疮皆属于心。石菖蒲能瞄准目标,引药到心窍,黄连清心火,这两味药也是一组对药,被称作开舌窍二药。

🍃 虚视(飞蚊症)

老年人眼花,视物昏暗或者眼疲劳,眼中有障碍物感,甚至飞蚊症,看到很多蚊子在眼前飞,无法驱逐,这些都是虚视。

石菖蒲能明耳目、出音声。枸杞子30克,石菖蒲15克,可以补肾、明眼目,治疗虚视。

🍃 梅核气

石菖蒲可以开喉窍。梅核气患者及咽中如有物梗塞吞吐不下,或气得脖子粗,或扁桃体炎等,但凡喉窍闭塞,水谷吞吐困难的疾病,都可用威灵仙和石菖蒲治疗。

威灵仙专祛咽部梗阻,石菖蒲能开九窍,扩张喉管。这是一组开喉窍的对药。

🍃 感冒

人体还有八万四千个汗孔、孔窍。我还用石菖蒲治愈过感冒的患者。

石菖蒲配荆芥、防风,解表功效更强。因为辛温能开孔窍,芳香能定痛祛寒湿。

风药配开窍药石菖蒲,治感冒就如虎添翼。

肾虚尿窍不通

尿窍不通、前列腺肿大，长期久治不愈，可用六味地黄丸加石菖蒲治疗。

"窍"字下为巧，上为穴，可以理解为很巧妙的穴位，凡是有窍的地方，如耳朵、嘴巴、眼睛、鼻子、毛孔、尿道、肛门，都是精华出入的地方。

前列腺肥肿充血的老人，我建议他做抬腿锻炼，就是腿放在桥上的栏杆处拉伸，这样可以拉通会阴周围的肌肉。

血瘀不通则痛。久坐肚腹周围的三角区域，即腹三角最受力，其周围气滞血瘀，所以会产生胀痛。

此时除运动、站立行走外，用六味地黄丸加石菖蒲可补肾利尿窍，以疏理下窍气血。服用几剂后排尿时胀感消失，前列腺肥肿充血治愈。

痰迷心窍健忘

石菖蒲不仅可利外窍，还能开五脏之窍。

老年人痰迷心窍而使记忆力减退，治以化痰醒脑法。

患者昏沉健忘，记忆力非常差。西医诊断为老年痴呆、弥漫性脑萎缩。

我们通过平日观察可以发现即使厨房灯泡本身正常，被油烟糊住后，灯光也会变暗。人体也是如此，本身没有问题，但痰浊多就会头昏脑涨，记忆力下降。所以祛痰可以明目、健脑、清心。

我用二陈汤加丹参、石菖蒲、威灵仙、四逆散。行气四逆散，化痰二陈汤，丹参、石菖蒲、威灵仙都有活血开窍之功。以补充脑髓、开窍。

患者服用7剂药后，全身不再酸痛，记忆力提高，人也变得开朗。

由此可见，老年人只要是由多痰引起的健忘痴呆，清痰后就

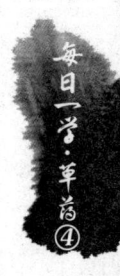

能好一半。怪病大多应治痰浊堵塞。

治疗健忘痴呆有两种方法，一是用参芪等药扶正，气血足则大脑灵活，即有电灯才能亮。有电后灯仍不够亮就是因为灯周围有黑色油烟，将油烟擦掉即可，此为二，即祛痰浊。

胸腹闷胀

治疗常见的心肌梗死、心慌胸闷、心有堵塞感，尤其是进食过撑的心慌胸闷加重，用石菖蒲配陈皮效果很好。陈皮能化解肠胃中腻滞，石菖蒲能开心胸中的堵塞。所以胸腹胀闷、食欲不振就用此方。

呃逆

前几天有个感冒患者，呃逆，痰多，不欲饮食，睡觉质量差。

他不方便煮药，于是我便让他用石菖蒲、陈皮、藿香制为药茶。藿香能辟呃气止呃逆，陈皮健脾，石菖蒲开窍。患者服药后当夜睡眠就得到改善。

癫痫

石菖蒲还可以治疗癫痫，小孩子癫痫发作，可用石菖蒲浓煎服用。癫痫是痰迷在脑窍，怪病都由痰作祟，治癫痫要治痰。

痰在脑用石菖蒲；痰在胸用桔梗；痰在腑用苍术、陈皮；痰在腿脚用薏苡仁；痰在经络管道，皮里膜外之处就用白芥子。不同部位的痰要用不同的药。

治疗湿痰时，除湿就等于祛痰。

其实学药很容易，而我们常说中医人生，中医易学，人生难学。大家如果能学好人生，医业也必有增进。

石菖蒲就分享到这里，更多精彩在明天！

草药小贴士

石菖蒲，性温，味辛苦，能辟秽开窍，宣气逐痰，解毒杀虫。用于治疗癫狂，惊痫，痰厥昏迷，风寒湿痹，噤口毒痢，外敷可用于痈疽疥癣。

《神农本草经》："主风寒湿痹，咳逆上气，开心孔，补五脏，通九窍，明耳目，出音声。"

(1) 湿温病，症见发热、神志模糊或昏迷、烦躁不安、气粗短促、面红耳赤、头昏耳聋，为湿浊蒙蔽清窍，而石菖蒲辛香，能化浊开窍，配郁金更能加强理气之力而宣透湿邪。从现代医学观点看，石菖蒲和郁金可能是通过镇静作用，配合其他清热解毒药，而有助于缓解神昏、烦躁等症状，方如菖蒲郁金汤。

(2) 用于治疗狂躁型精神分裂症，痰气郁结者，郁金、白矾等同用，方如白金丸加味，或用石菖蒲6克，糖适量，水煎，每日1剂，分2次服。

(3) 用于治疗声音嘶哑而见喉炎或声带水肿者，常配腊梅花、桔梗、石斛等，方如石菖蒲开音汤。

(4) 用于治疗消化不良，表现有肚腹胀痛，肠鸣多气等。石菖蒲能刺激胃液分泌，并对制止胃肠的异常发酵有一定帮助，常配厚朴、陈皮等。此外，治疗噤口痢，用石菖蒲解胸膈之热闭，以开胸进食，也取其健胃理气作用，配参苓白术散。

(5) 用于通淋，取其利尿作用，在治石淋或热淋的方剂中，有辅助作用。

(6) 用于明目，角膜溃疡，配枸杞子、菊花、琥珀等。

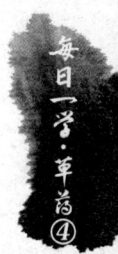

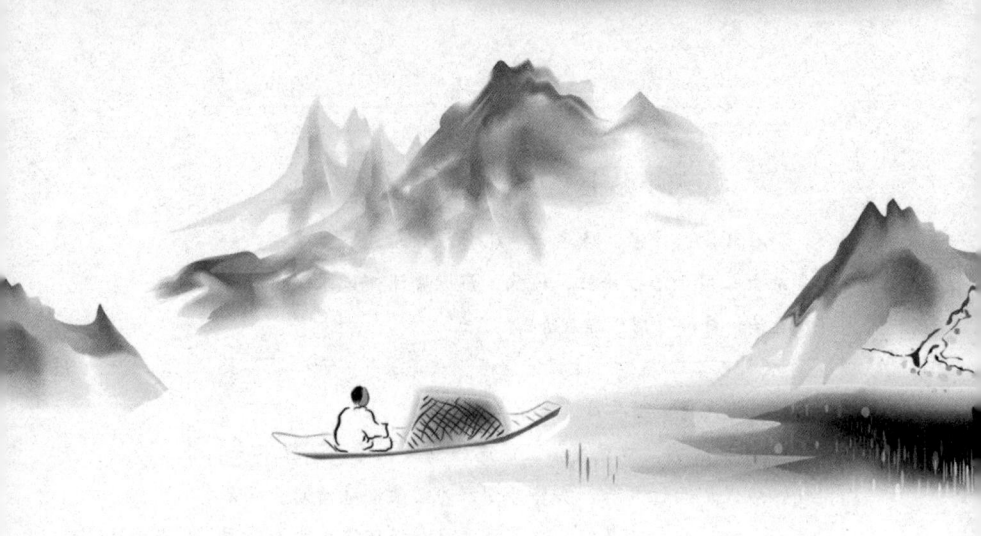

第90日
沙参

10月25日 晴 湖心亭公园

我们上节课学到石菖蒲，今天先来复习一下。

风寒湿痹

石菖蒲是开窍药，可主风寒湿痹。凡人身体孔窍有闭塞，常常用石菖蒲治疗。比如说，风湿关节痛毛孔闭塞。

有位搬运工作的患者，他出汗后用冷水洗了手，手有些僵硬，刚开始不觉得有影响，可是几年后，他的手僵硬到不能弯曲。这就是风寒湿痹，即感风受凉、感受湿邪所致的疾病。石菖蒲专主风寒湿痹，能开毛窍。

治疗用四君子汤加石菖蒲、威灵仙、丹参，即痛痒三药。患者服用3剂药后，手关节便能屈伸顺畅。

丹参可用到30克，久治不愈，风湿痹证严重者，党参和黄芪可以用到30~50克。久病多虚，气血足，百病除。

咳逆上气

石菖蒲还可主咳逆上气。中老年人咳嗽气不能降，咳甚者还会心慌、心跳加快。这就是因为胸腔的窍被闭塞，所以会胸闷。

珍仔围的一位老人，咳嗽，胸闷，吃保心丸能稍稍舒适，但之后随咳嗽，心脏又再次不舒服。

这就是咳逆上气，治疗时用四逆散加胸三药，再加石菖蒲和郁金。老人服药后就不再咳嗽。

平日有些人闷闷不乐，不爱说话，容易抑郁，都是因为心窍被蒙蔽，我们用石菖蒲能开心窍。

健忘

痰迷心窍，心孔堵塞会引起脑力下降。最明显的表现就是健忘，读书不能专注，我们可以用石菖蒲配人参治疗。人参、石菖蒲能补心开窍。

口舌生疮

心开窍于舌，石菖蒲配黄连，也常用于口舌生疮的治疗。

有位患者口舌生疮疼痛，1周不愈。我用石菖蒲10克，黄连3~5克，患者服用后很快病愈。口舌生疮，心火郁闷，就用石菖蒲引药入心经，黄连清心火。

口舌生疮一是常熬夜，阴虚则火旺；二是劳心，意识、心念太多。黄连和石菖蒲合用，专门治疗这两个方面。

咽喉不利

石菖蒲能开九窍，可以破咽喉部的闭塞。教师讲课多，经常会咽喉沙哑，歌唱家也很注重保护自己的咽喉。顶级的歌唱家绝对不会轻易吃煎炸、辛辣的食物，并且会远离烟酒，同时他们平常也会备利咽茶。

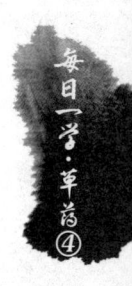

石菖蒲3~5克，桔梗10克，甘草5克，这就是上乘的利咽茶。治疗慢性咽炎、咽喉不利效果很好。

我们当地中学有挺多老师都是咽炎，我建议他们泡茶服用后，缓解了许多，现在讲一天的课都没影响。

现在的人没耐心，也没时间煎药，我们就将药打成粉做成泡茶方。这个方子就是咽疾灵，治疗咽喉急痛上火或者慢性咽炎，都很有效。

郁闷烦躁

有些人心烦，会在床上翻来覆去，不能入睡。

心烦首先是因为心窍没开。大家在家里很闷很烦，第一反应就是把窗户打开，透透新鲜空气。

石菖蒲可以开心窍，凡是郁闷者都可以用石菖蒲。郁闷冷漠用石菖蒲和桂枝，郁闷烦躁用石菖蒲和黄连。阴阳寒热可随证加减用药。

西山村有个烦躁郁闷不能入睡的患者。这其实就是神不能沉静。治疗用大枣10枚，酸梅2~3个，再加石菖蒲10克。

我们客家人基本都知道，咽喉肿痛或者晚上睡不着觉，就用酸梅加白糖制成水服用，就比较容易入睡。

烦躁到难以入睡的人，用酸梅、甘草或酸梅加红糖或白糖都可以，酸梅加大枣、石菖蒲更有效，服用1次就能安眠。

酸能静，石菖蒲又能开心窍，除烦。一个人不烦躁，又很安静，就能睡好觉。

冠心病

冠心病的患者，心脉堵塞，嘴唇乌暗，乌暗色越深，说明堵塞越严重。平时易心慌，胸闷，季节转换时期不适加重。

可以用石菖蒲、郁金加上丹参来治疗。石菖蒲和郁金这两味药能除化心脏周围蒙蔽的湿痰闷气。丹参能化瘀血。冠心病患者心脏周围不外乎就是气、血、痰所阻。

化气用郁金；化痰用石菖蒲；化血用丹参。

这 3 味药简直可以定义为冠心茶了。患者气不足，易疲惫劳累，就加少许人参粉，这就是很完美的药方。虚劳、烦躁都可以服用。

多梦

患者常晚上梦特别多，梦见鬼神之类。治疗就用人参、桂枝、石菖蒲。虚弱、劳累或过食寒凉后，夜间就易做阴梦，比如掉到洞穴里、落水或者梦到过世的亲人等。

红参 2～3 片，加石菖蒲、桂枝，煮水服用，当夜即可无梦安眠。

有些人夜间连续做梦，这就是身体太弱，心中有阴暗的角落，可以用桂枝、石菖蒲、人参。离照当空阴霾自散。

有人常常梦到鬼，看到床就害怕，有时还有鬼压床。鬼压床就是睡梦中像有块石头压着自己一样胸闷，身体不能随意志活动。多是因为心火不够旺，所以百邪欺压。

恐伤肾，心主神志。凡是精神上的感受就用人参、石菖蒲开心孔，肾虚加熟地黄、巴戟天。服用 3 天就能病愈。

石菖蒲就复习到这里，我们今天来看一味南方人很欣赏的药。

南方天气热，人易出汗，口干舌燥，也就是阴虚火旺。南方每年雨水很多，湿气较重。

因此在南方行医需要学会治阴虚和湿热。

今天要讲的这味药是阴伤药的代表，专治阴虚火旺。它的名字中有个参字，故这味药能气阴并补，它就是沙参。沙参是清补凉里头不可缺少的一味药。

我在清远实习准备考研时，有位同学每天都要学习到凌晨，而我是晚上 10 点准时睡觉。他一直不解，为什么自己那么努力都没有考中，而我却能考中。

考研期间拼搏用功，暗耗心血，就会阴虚火旺。就如考试

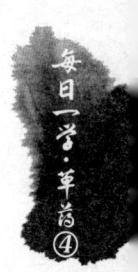

前，学校里口腔溃疡、失眠上火、烦躁的人比比皆是。

这位同学有次舌头痛，于是我用沙参、麦冬、玉竹、山药、黄芪、枸杞子一起煲汤，这就是典型的清补凉，既清烦热又补气血，还能降燥降火。

他服用后晚上10点左右就感觉到困，睡醒后，咽喉肿痛、口腔溃疡都痊愈了。

沙参既清又补还凉。有热者可以清热，气虚者可补气，有火者可凉降。

所以清补凉的代表药是沙参，可养五脏六腑之阴。

喑哑

歌手长时间唱歌声音会沙哑，演讲家长时间演讲，演到中途会感到口干舌燥，这时喝水也不能马上滋润。

像这种情况，我们用沙参来泡茶服用，咽喉就能润滑。想要保护嗓子就用我们的金嗓子药物沙参。

治疗过度使用咽喉，我们就用保咽茶，沙参15克，玉竹、麦冬、桔梗各10克，甘草5克。

新生开学军训，教官喊到讲不出话，我们老师就在药店买了保咽茶让教官拿回去服，第二天教官咽喉就恢复如常了。

暑热

炎热夏日在田间劳作，许多老农都受不住酷暑的蒸烤，出现咽干口渴、头晕乏力等。

沙参、百合、山药、莲子、绿豆各10~20克，煮后加一点冰糖。它很适合高温作业时服用，可专养气阴，服用后越晒口中越润。我们也称其为耐热茶。

身体阴分足，就不会被热坏，像开车一样，开一段时间，就要停下来，让它歇一下，再向水箱里注些水，散散热。

水箱没水就很危险。人五脏六腑缺少阴液也很危险，极易着火。

消炎药卖得好，就是因为不爱喝水的人或者忘记喝水的人很多。平日大家稍微有点干渴，就应该喝几口水，每天7杯水是不可缺少的。

体魄强健的人，就用200~300毫升的杯子。体魄不够强健的人，喝7小杯，每杯100~200毫升，7杯约1000毫升。体质虚弱的人用30~50毫升的杯子就可以了。

燥咳

秋冬季节干咳的患者很多，治疗时可用润燥的沙参。

大学的时候，我有位室友吃煎炸食物后燥咳了三四天，我们上课时正好讲到沙参这味药，老师说沙参这味药效果非常显著，于是他就准备去试试。

室友按老师所说，用沙参20克和雪梨一起煮水，上午服用，下午就不咳了，这件事让他印象很深刻。

孩子干咳，即想吐痰吐不出，咽喉干，想喝水，喝水又不解渴，用沙参和雪梨煮水，可兑少许蜂蜜或白糖、冰糖，服用后就能润肺止咳。

咽干口苦

沙参还能润胃止渴。胃阴伤或是血糖高的患者，喝水不解渴，用沙参、山药煮水，使水补到阴分，就可解渴。

现代研究发现沙参和山药，有降血糖的效果。血糖高的人血黏度稠，用沙参、山药或者玄参，补足阴分后，糖分就能被稀释，这叫稀释降糖法。

我们煮粥时，粥越煮越黏稠，再持续加热，就会煳锅烧焦，烧煳的锅底就是苦味的。有些人刚开始是咽喉干燥，干燥到一定程度就开始口苦，口苦时及时补水搅动，焦苦的味道就能散。

咽喉干燥到干苦时说明肝胃之火已经上炎。治疗用沙参、山药、玉竹，以滋阴液。沙参可润燥、除烦安神，可用于心燥。夜间烦躁难眠，常欲饮水，可以用沙参、枣仁一起煮水，效果很好。

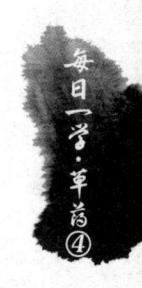

头痛

最后要和大家提到傅青主先生治疗头痛的神方，常常数剂痛去如失。川芎15克，沙参18克，蔓荆子6克，细辛3克。这4味药，用2碗水煎至剩余1碗左右，加黄酒调匀服用。早晨服用，一般1剂就不再痛。

头痛不离川芎；蔓荆子祛头风；细辛能深入脑窍；沙参可润窍，以防风药过燥。

更年期妇女会烦躁骨蒸，即骨头像蒸汗一样，热从内而出。如果出汗很多用牡丹皮，无汗就用沙参，较消瘦的人也要用沙参以养气阴。

今天我们就讲到这里，更多精彩在明天！

草药小贴士

沙参，味甘微苦，性微寒，归肺、胃经，能养阴清热，润肺化痰，益胃生津。用于治疗阴虚久咳、痨嗽痰血、燥咳痰少、虚热喉痹、津伤口渴等。

(1) 治肺热咳嗽：沙参半两，水煎服之。

(2) 治慢性支气管炎，咳嗽，痰不易吐出，口干：南沙参、麦冬、玉竹各9克，生甘草6克。水煎服。

(3) 治诸虚之证：沙参1两，嫩鸡（去肠）1只，入沙参在鸡腹内，用砂锅水煎烂食之。

(4) 治赤白带下，皆因七情内伤，或下元虚冷：米饮调沙参末服。

(5) 治产后无乳：杏叶沙参根12克，煮猪肉食。

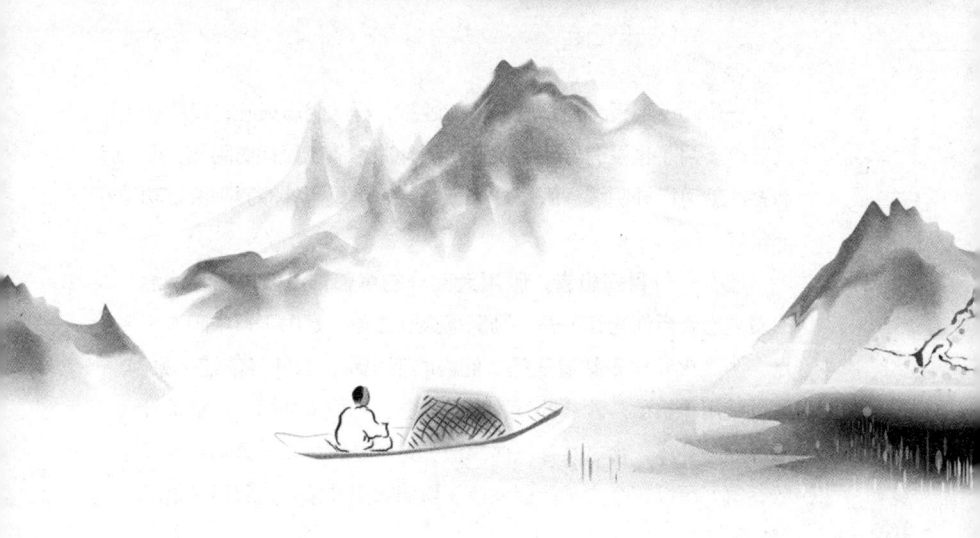

第91日
龙眼肉

10月26日 晴 湖心亭公园

昨天我们讲到了沙参，它能气阴并补。当气不足时用参类药，阴液不足时用滋润类药，而这两种情况同时存在时就用沙参。

阴虚火旺

《本草汇言》上记载，沙参能治一切阴虚火旺。不管是渴、烦、燥、热还是不欲饮食，都可以用沙参15克水煎服。温病后期，热退后仍觉得口干舌燥。因为发热会损伤气机，耗伤阴液，这时就用沙参补气救阴，润肺胃。

沙参也是清补凉的代表，即清热、补虚、凉火。

沙参、山药、枸杞子、麦冬、党参、黄芪煲汤，适用于南方夏季时或气阴两虚后心情急躁，口干口渴者，可延寿保健。

一位超市老板，经常凌晨才能睡觉，导致阴虚火旺，口腔溃疡2个多月了也没有好转。我说用清补凉。熬夜最耗伤阴液，而清补凉就可以补阴液。服用3天就好了。可见清补凉养阴液之功非常好。

还有一位胃痛患者，服用大部分的胃药都没效果。我诊治时发现患者舌面光红无苔，乃阴虚火旺之象。是由于胃中阴液不足，阴虚火旺导致胸胃疼痛。他说肋下也胀，为肝气郁结之象，所以就用一贯煎。沙参补气，当归补血，枸杞子补精，生地黄补液，麦冬补津，合之共补气血津液，这就是养其真，再加川楝子顺其气。所以这个方子治疗熬夜、胃痛效果非常好。服用7剂药就好了。

胃病一般都是由于长期操劳、思虑过度或者饱食所致。张仲景提出，食伤、忧伤、饮伤、房事伤、经络营卫气伤。这些伤累积在一起，胃就会不好，这些伤解掉，病就好了。

患者问我最怕治什么病？我说我最怕在病苦中造苦因。比如明明胃痛很严重，还喝冰冻可乐、熬夜或者生气，胃病就很难痊愈。所以听医嘱，大病也会变小。

还有一个孩子，从7岁到11岁一直咳嗽，始终没有根治。曾听一位大医家所言，用山药研成细粉熬粥喝，再加白糖调味，也可以加一点鸡内金。因为久咳要治胃，胃健运正常，抵抗力就强了。但这个孩子经常阵阵发热，就用沙参养气阴。沙参打成粉末，每次6克，用温开水送服，每日2次，服用10余日就彻底好了。

沙参能润燥补气阴，这个方子能养五脏之阴。所以久治难愈的咳嗽要先健脾胃，可以用山药、陈皮、沙参。脏腑阴液充足，消化功能增强，咳嗽自然就会好，这就是中医。

今天要讲的是龙眼肉，这味药很神奇，是一味大补药，人人都喜欢吃，号称是南方的人参。其味甘，甘味益脾，可益力生肌肉。我用龙眼肉时一般不加到方子里，而是让患者嚼服，效果很好。

失眠

有一位反复失眠的患者，经常失眠多梦、心慌。我说这是心肌缺血，用龙眼肉30克泡水，泡软后与水一起服用，趁热效果更好，他吃1次就明显好转。所以中老年人失眠就可以嚼服龙眼肉，尤其适用于血虚体力不足者，而燥火者要用莲子心。

大医家王孟英发现好多温热病后期或者大病后的患者出现体虚、四肢无力或心慌。他说只要熬龙眼肉就能大补气血，力胜参芪，产妇临盆服之尤妙。

王孟英曾治患者大病后卧床不起，严重劳损，须发皆白。于是用龙眼肉2两，加少许白糖，如果平时容易燥火可加适量西洋参，饭锅里蒸熟嚼服即可。

凡是虚弱老病，且无痰火者都可以服用，每次1~2勺。服用5日左右就有力气走路，服用10余日就可以劳作，服用1个多月，新长出的头发和胡须都是黑色的。这个方就是玉灵膏，珍贵如玉，非常灵验的一个膏类药。对于劳动人民效果特别好，因为人只有劳动后才可以很好地消化补药。所以药物与劳动一定要同时配合，也叫练药一体。年初我就创办了一个练医堂，边练边医或者先练后医，效果特别好。

有人问，曾老师你有没有强身健体的秘诀？我说有。锄头壮筋骨，出汗治百病。同时再加龙眼肉20~30克，西洋参1~2克蒸熟嚼服。

光听不练都是假的。所以要成为全能的人，既要练也要听。

神经衰弱

高中时的舍友以前全班成绩最好，后来得了神经衰弱，成绩开始倒退。因为重点班压力很大，而且他只是读书没有运动，而我每天早上都会去操场跑几圈，后来就被我反超了。他们早上起来就开始读书，而我在提升自己的筋骨。所以如果人不去练身体，脑袋就不灵光。

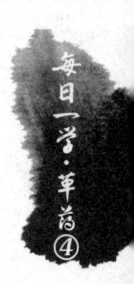

后来老中医给他开酸枣仁、龙眼肉、枸杞，红色补心血，黑色益肾精。而龙眼肉是由白色变为黑色，色白入肺，色黑入肾，所以它能补肺肾，味甘甜能补脾胃，宁血安神能补心，甘甜缓急能补肝，贯穿六腑，所以这味药很厉害，乃药食之品。龙眼肉配酸枣仁、枸杞，用开水泡或者煮都可以，睡前服用效果很好。

妇女贫血

妇女用当归，男子用黄芪。妇女贫血很严重，唇色发白，蹲下再站起来就会头晕。可以用龙眼肉、当归、枸杞子各15克煮水，也可以用龙眼肉15克，与鸡蛋一起煮。都有很好的补虚养血之功。

我们再讲龙眼核，核能入肾、睾丸以及子宫。所以凡是下腹胀痛，就可以把龙眼核、橘子核等核类药锤烂煮浓汁，加少许糖。服用后，腹中胀气就会减轻。所以行气药中能够行下腹部的药一定是种子类，因为诸子皆降。

跌仆损伤

有一本古医书记载了一个治疗刀枪伤、棍棒伤的方子，就是把龙眼核烤干后研成粉末，外敷即可。这是古代的救命药。所以凡家中有子女者，必备龙眼核粉，磕碰伤、金疮伤用此敷之，既能定痛止血，又可生肌长肉，愈后还能无斑无痕。如果头部受伤后不能长头发，用龙眼核粉外敷，外伤好了就能长头发了。

皮肤瘙痒

有一位患者常年受皮肤瘙痒之苦，用了很多除湿毒的药都没有治好，后来他想，万物都有皮，皮可以抵抗外邪。比如龙眼很甜，为了防止被鸟啄食，它的皮就保护得很好。所以他用龙眼壳煎水洗澡，1次后就好了一半，洗了2~3次就全好了，至今没有复发。所以血虚风痒反复不愈者，就用龙眼壳煎水洗澡。

低血糖

上次有一位阿姨说，医生我最怕饿，一旦饿，手就酸软无力。我说你血糖低吗？她说是。龙眼肉最补糖，"饿得慌，龙眼尝"，饿得心慌心跳时就可以用龙眼肉。每次 1 把，很饿的时候，吃下去就好了。阿姨吃到 1 斤多的时候就好了。

阴虚口干舌燥

龙眼肉可治疗阴虚口干舌燥。

有些患者白天没有感觉，晚上就口干。因为晚上阴液少，阳气弱，阴液不足，人就会干渴。

一位油漆店老板，每到晚上就口干舌燥，我说用龙眼肉和枸杞子放在锅里蒸熟，晚餐后嚼服。当天吃下去，晚上就不干渴了。连续吃了 10 余日，至今 2 个多月也没有干渴。

因为很多人都是晚上干渴想喝水，所以只要睡前或者晚饭后，把龙眼肉和枸杞子蒸熟服用，就会满口滋润，津液重生。

今天分享到这里，明天更精彩。

草药小贴士

龙眼肉，味甘，性温，归心、脾经，有开胃、养血益脾，补心安神，补虚长智之功效，可用于治疗贫血、部分皮肤炎症、腹泻、痴呆，甚至精神失常等，同时对癌细胞有一定的抑制作用。

(1) 脾虚泄泻：龙眼肉 14 粒，生姜 3 片，煎汤服。

(2) 产后浮肿：龙眼干、生姜、大枣，煎汤服。

(3) 思虑过度，劳伤心脾，虚烦不眠：龙眼干、芡实各 15 克，粳米 60 克，莲子 10 克。加水煮粥，并加白糖少许。

(4) 贫血，神经衰弱，心悸怔忡，自汗盗汗：龙眼肉

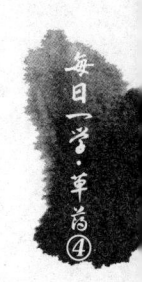

4～6枚和莲子、芡实等，加水炖汤于睡前服。

(5) 大补气血：以剥好龙眼肉，盛竹筒式瓷碗内，每次30克，加入白糖3克，素体多火者，再加入西洋参片3克，碗口罩以丝绵一层，日日于饭锅上蒸之。

(6) 温补脾胃，助精神：龙眼肉不拘多少，上好烧酒内浸百日，常饮数杯。

第92日
黄精

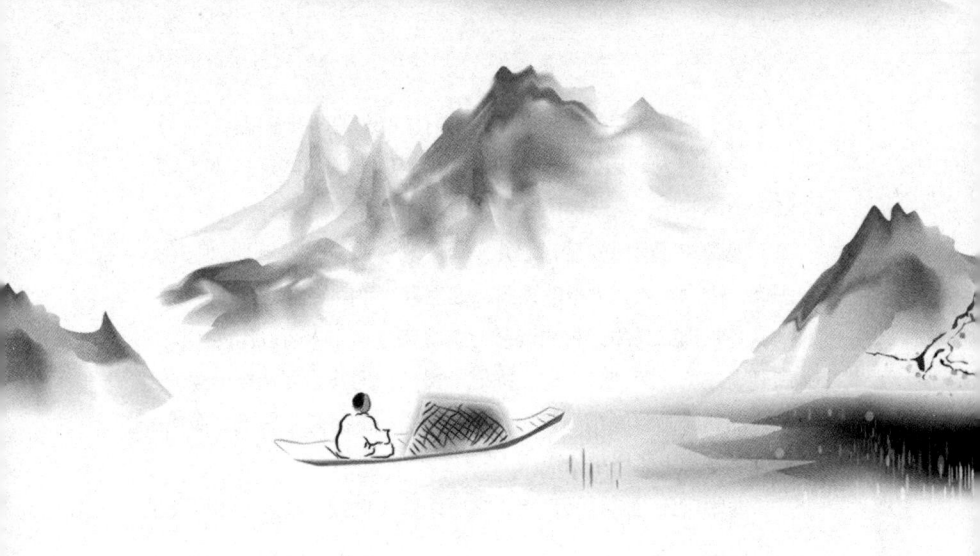

10月27日 晴 湖心亭公园

　　昨天我们讲了龙眼肉，它一身都是宝。

　　龙眼肉的壳可以祛风，用于治疗血虚生风瘙痒；龙眼肉能够补益心脾，养血安神；龙眼核可以行气止痛、止血；龙眼肉的根也是很厉害的。孩子六七岁时容易流鼻血，这时只要用龙眼根煮腌过的猪肉，吃2～3次，就能痊愈，以后也不易再犯。

　　这是民间的偏方，像这种方子在我们五经富有很多。

　　龙眼肉益心脾、润五脏，可以治疗心慌。所以龙眼肉汤补气养血，专治虚劳体弱和失眠健忘。龙眼肉还有青春不老延年之说，我们可以研究一下它的抗衰老作用。日本研究发现，龙眼肉抗癌的作用也很明显。所以癌症体弱的人用它扶助正气后，邪气就不会那么嚣张。有句话叫门内有君子，小人待不住。如果这个地方闲杂人等很多，那就是因为体内的正气不足。

对于妇人产后或者老人，龙眼肉是首选的调补食品。

比如妇人产后体虚乏力、贫血，用龙眼肉、当归、枸杞子、红枣煮汤服用，可以很快恢复体力。

龙眼肉还可以安胎，胎儿发育不利，血气供养不足，就用龙眼肉，因为它含有大量的铁质、维生素，可以使血足胎固。

龙眼肉味甘甜，甘甜能益力生肌肉。老年人可以用龙眼肉与山药、莲子、芡实、大枣、枸杞子煲汤。为什么要选择饱满的药食之品？因为食物饱满代表气足，中医补的就是那股气。像人一样，气度决定体格和体魄。

龙眼肉还可以延缓衰老，它可以软化血管，所以血管硬化的人可以适当吃一点。

上次有位患者问我怎么增肥，让身体变强壮。

我说，与其去关注他人，不如雕塑自己，把自己的心雕塑得宽大无比，心宽体胖。

所以活得圆满自在的人没有秘诀，一切唯心造。有宽宏大量的心，再配上宽大肉质饱满的龙眼肉和枸杞子，就能强壮身体。

失眠

龙眼肉可以治疗失眠。失眠心慌用龙眼肉干，晚上温水嚼服。甘能缓急，可以减缓神经紧张。

虚寒腹泻

如果经常虚冷腹泻，用龙眼肉14颗，加生姜3片煮汤，上午、下午各1杯，能够补心脾，也能暖胃止泻。

体虚肥胖

妇人产后虚胖，水湿代谢不利。"诸湿肿满，皆属于脾"，所以遇到身体虚胖的人，要治脾。

第一，龙眼肉、生姜、大枣煮汤。大枣是脾之果，龙眼肉补心脾，两者配伍脾脏才有力量，而生姜化水气可以减掉肥湿。有人减肥用山楂,是因为肉积在肠胃;而有人减肥要用生姜、黄芪等补药,因为黄芪、生姜能补中焦阳气,水湿运化正常,人就能瘦。所以减肥也要分清虚实寒热。

第二,多晒太阳。沉重的身体因阳光而变得灵活。所以当你觉得最近身体不够灵活,中午出来晒晒太阳,午休的质量就不一样。

龙眼肉也可以大补。像贫血、神经衰弱、晚上出汗的人,就可以用龙眼肉、莲子、芡实、黄芪煎水,睡前服用,这就是补气血兼固表。

贫血

大病后虚劳且思虑过度,耗伤气血导致严重贫血,龙眼肉、西洋参蒸熟嚼服,也可加白糖,叫作玉灵膏。

昨天靓姐吃了1勺就上火了,有2个原因:一是没有放陈皮、砂仁等运化脾胃之药,脾胃堵塞就会上火;二是多话多火。如果能沉住气,气往下走,补药膏就能直接补到身体里。

风湿痹证

龙眼酒就是用龙眼肉泡酒。古方里专门用它治疗风湿痹证。治风先治血,酒配龙眼肉,就能让气血走行周身。

燥咳

龙眼肉还可以润肺止咳,这点很容易被忽视。沙参、麦冬、山药跟龙眼肉相配,秋冬季的干咳燥咳就可以用它来滋润,效果很好。

今天要讲的这味药,道家修炼时会用到。经过三蒸三晒甚至九蒸九晒后,药效非凡,人喝完就会觉得体力倍增。所以爬山时可以带它,同样运动员和科研人员也很需要。这味药就是黄精,它是补益之品,味甘甜。黄精即黄土之精,精是精气神,黄是脾土,所以它能补脾土来旺周身的精气神。

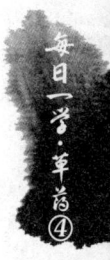

葛洪在罗浮山修道时，发现只要每隔一段时间服食黄精，脑袋就很聪敏。所以他就记载，黄精乃仙家服食之品。

黄精能宽中益气，所以当老年人觉得咳喘气短，就用黄精加黄芪煮水，可以精气并补。

上次有人让我推荐几味名药，我就说，精是延年药，气乃续命芝。精是延年的药，精气流失了，命也就短了，所以要节欲早睡，这都是保精固精之法。接着要练精，也就是习劳。最后借药来练体强身，用黄精、黄芪、当归煮水。

黄精配龙眼肉、莲子肉、枸杞子煮水，能使肌肉充满。所以瘦人就可以服用这些甘甜益力的补药，能使人体精气神充满，肌肉自然就会满。但不能补而不动，光补不练是假治病，边补边练才是真医病。

黄精可以使骨髓坚强。以前天台山那里有专门修炼的人，他们就服食黄精，吃完后奔跑踊跃的能力就很强。

讲一个故事，临川有位读书人，脾气很不好，经常骂婢女，婢女难以忍受就逃到深山里，饥饿难忍时就吃草根，后来发现吃这个草根不会饿，也不会疲劳。有一天晚上她在树下睡觉，听到风声以为有老虎，就一下子跳到树上。后来被柴夫们看到，以为是神人，走近才知道是读书人的婢女，就都问她是怎么练成这样的，她说吃这种草就行，后来才得知是黄精。因此久服黄精可以让人身轻如燕。

为此杜甫写了一首很厉害的诗来赞叹黄精，即扫除白发黄精在，君看他年冰雪容。黄精能够把白发扫除，老年人也有年轻的冰雪容颜。古籍也记载，服用黄精后，人的力气倍增，多年不老，发白根黑，齿落更生。

黄精的汁液黏稠，能补肾；性味甘甜，能健脾；色泽晶莹剔透，可以补肺。所以它可以肺脾肾并补。

黄精不仅补腰脚，也能补大脑。京城大医吴老先生的平补方，也就是黄精丹，用黄精、当归打成粉后炼蜜为丸。黄精补精，当归补血，精血足则百病除。这个药丸能让虚劳之人变得腿

脚有力量，可以让脑功能退化之人恢复一些容光，重要的是副作用小。如果觉得脾虚难以消化，就配陈皮粉炼蜜为丸。所以这个方子能令人除百病、耐寒暑、助容颜。耐寒暑就是天热时不会觉得热，天凉时不觉得冷。人人以衣服为衣，我以精气神为衣。

一位搬运工，腰扭伤后不能干重活，就找到老先生，老先生说，用黄精丹。他服用2个月以后发现力量比之前大了很多。

黄精可以乌须黑发，耐老延年。广西等地的长寿老人都有个特点，除了服用麻仁粥润肠通便外，他们还服用黄精。

黄精、当归、黄芪相配可以补益精气，让人延年续命。

今天分享到这里，更多精彩在明天。

草药小贴士

黄精，味甘，性平，归脾、肺、肾经，能补气养阴，健脾，润肺，益肾，可用于阴虚劳嗽、肺燥咳嗽、脾虚乏力、食少口干、消渴、肾亏腰膝酸软、阳痿遗精、耳鸣目暗、须发早白、体虚羸瘦、风癞癣疾等。

(1) 黄精壮筋骨，益精髓，变白发：黄精、苍术各4斤，枸杞根、柏叶各5斤，天门冬3斤。煮汁1石，同曲10斤，糯米1石，如常酿酒饮。

(2) 黄精治糖尿病：黄精、山药各15克，知母、玉竹、麦冬各12克。水煎服。对本病见口渴多饮，体倦乏力属气阴两虚证者有效。

(3) 肺阴不足：黄精30克，冰糖50克。将黄精洗净，用冷水泡发3～4小时，放入锅内，再加冰糖、清水各适量，用大火煮沸后，改用文火熬至黄精熟烂。每日2次，吃黄精喝汤。适宜于肺阴不足所致的咳嗽痰少，干咳无痰，咳血等症。

(4) 黄精补精气：枸杞子（冬采者佳）、黄精等分。为细末，二味招和，捣成块，捏作饼子，干复捣为末，炼蜜为丸，如梧桐子大。每服50丸，空心温水送下。

(5) 黄精治肺结核，病后体虚：黄精5钱至1两。水煎服或炖猪肉食。

(6) 黄精治肺痨咯血，赤白带：鲜黄精根头100克，冰糖50克。开水炖服。

(7) 黄精治眼，补肝气，明目：蔓菁子（以水淘净）1斤，黄精（和蔓菁子水蒸9次，曝干）2斤。上药，捣细罗为散。每服，空心以粥饮调下2钱，日午晚食后，以温水再调服。

(8) 治荣气不清，久风入脉，因而成癞，鼻坏色败，皮肤瘙溃：黄精根（去皮洗净）2斤。日中曝令软，纳粟米饭甑中同蒸之，2斗米熟为度，不拘时服。

(9) 黄精治小儿下肢痿软：黄精、冬蜜各1两。开水炖服。

(10) 黄精治胃热口渴：黄精6钱，熟地黄、山药各5钱，天花粉、麦门冬各4钱。水煎服。

(11) 治蛲虫病：黄精40克，加冰糖50克，炖服。

(12) 黄精治脾胃虚弱，体倦无力：黄精、党参、淮山药各50克，蒸鸡食。

(13) 黄精治高脂血症：黄精30克，山楂25克，何首乌15克。水煎服，每日1剂。本方也可用于动脉硬化的防治。

第93日
酸枣仁

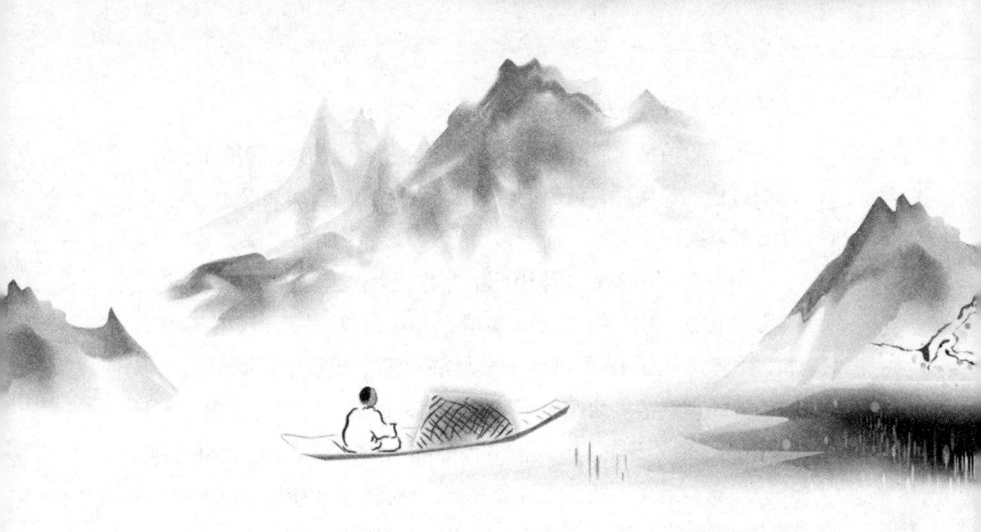

10月28日 晴 湖心亭公园

昨天我们讲了黄精，它能补人体精气神。

耕牛精神必须有，猛虎魄力不能无。意思是人活在世上，一要有耕牛的精神，二要有猛虎的魄力。而黄精就能辅助人有耐力和魄力。道家修炼把它视为十大修真药之一。

第一，黄精能乌须黑发。它可以让胡须由枯黄转乌黑，能够让头发由干枯变光泽。生发丸里就要用黄精配枸杞子、制首乌。老年人体衰发脱，我们就把黄精、枸杞子、制首乌加到辨证方中，服用一段时间，毛发就会有光泽，须发也会转黑。

第二，黄精可以壮腰力。因为肾藏精，腰为肾之府。肾精充足后，腰就会灵活。农民在田地里干活，时间长了就会出现腰酸背痛，可以用黄精、枸杞子、山药煮水喝。精气饱满，酸痛的症状就会消除。正所谓"一正压百邪"，人的精气充满后，从头到脚的病都会好；人的精气不满，至虚之处便是容邪之所。

第三，黄精可以旺脾胃。黄乃土之色，以前皇宫和寺庙才可以用黄色的琉璃瓦，黄色代表富贵、王者，所以黄者旺也，它能旺五脏六腑。

湖南的一位患者，脾胃虚弱，手软无力。因为脾主四肢，所以脾胃功能差，用黄芪、党参、黄精、山药、陈皮，煮水服用，服用后，手脚就有力量。所以当身体功能很差时，就要用药物辅助。

第四，黄精能治疗带下异常，尤其是虚人带下。体虚之人，汗和小便都收不住，妇人带下也绵绵不断，用黄芪、黄精、荆芥、陈皮。黄芪、黄精能脾肾并补，荆芥、陈皮可以升阳除湿。诸药相配就能收滞带下。若带下偏热、偏黄就加黄柏。

古代肺痨最可怕，大病以后人很消瘦，要用黄精、人参、黄芪、陈皮、百合补精气以长肉。

🍃 小儿麻痹

小儿发育不良、小儿麻痹或腿软弱无力，可以用黄精、黄芪煮水，也可以加点蜂蜜，精气血并补，这个方对于小儿虚劳百病的效果非常好。

🍃 痴呆

肾主骨生髓，通于脑。黄精配当归炼蜜为丸，服用后，老年痴呆的症状会减轻。但老年痴呆不仅要服药，还要锻炼。只要手脚灵活，身体就会好。

有人问我，曾老师，你是知识分子，怎么能拿锄头干活？我说，粗活养身，粗饭养人。

今天要跟大家讲的是酸枣仁。虚劳虚烦不得眠，酸枣仁汤主之。张仲景很推崇这味药，用它命名了一个安神方。

🍃 癫狂

有人问，遇到大病恶病怎么办？孙思邈说，吃好睡好。

癫狂的患者，脱了衣服到处跑，见人不是哭就是笑，请了很多名医都治不好，于是找到孙思邈。孙思邈说，这是因为患者阴液不足导致虚阳上亢，首先要让他睡个好觉。然而很多安神药都没有效果。后来孙思邈说，那就服用酸枣仁粉，用半斤白酒作为药引，喝下去之后，他在一个安静的房间里睡了好几天，醒来后，患者主动要吃饭，讲话也正常了。过了一段时间，这些狂躁之症也就消失了。

所以睡眠是抵抗力的第一道防线。孙思邈让后代子弟记住，遇到狂躁病要用酸枣仁、朱砂、乳香打成粉末，用酒服下，如果是大病就用大量的酒，以微醉为度，让他睡1～2日，病就能自愈。

更年期

更年期妇女会经常失眠、烦躁、出汗，尤其是晚上骨蒸潮热。

阴虚阳亢失眠和更年期烦躁失眠，都可以用酸枣仁50克，捣烂后用汁煮山药粥，服用后就好了。

更年期延长或者不舒服，就是因为睡眠不足，因此酸枣仁汤是妇人和老人失眠烦躁的福音。

狂躁症

现在有很多人会莫名焦虑，狂躁不安。古书上讲，用酸枣仁微炒，再加人参、乳香与朱砂，共研成末，炼蜜为丸，睡前服用。睡眠变好，病也会慢慢变好。

有好多抑郁症、焦虑症患者都是因为睡眠不好才发病。以后我们可以制作酸枣仁安神胶囊，作用范围会很广泛，也很方便。因为电子产品时代，失眠、狂躁以及焦虑的患者会很多。

有人说，曾老师，你为什么看病这么快？

我说，病无外乎是食欲不佳、睡眠不好或者心情不好，让他的食欲、睡眠和心情变好，病就不会加重了。

马有度老师是中医普及的前辈级人物，他发现用脑过度，且很少运动习劳的人很容易失眠烦躁。

有人说，我经常写书读书，也去习劳，怎么睡眠还是不好？

我说，你每次习劳多久？多久一次？他说，每次半小时，每周1次。我说，每周1次太少了。

所以习劳的密集度和时间都要足够，这样身体才会柔软。中老年人关节一般都很僵硬，如果天天去习劳，百炼钢成绕指柔，就像弹钢琴的孩子天天弹，自然就得心应手。

所以老前辈就想到酸枣仁能治疗不寐，炒过后打成粉末，装在胶囊里，睡前吞服几克，当晚的睡眠就很好，次日脑袋也很灵光。所以晚上睡觉就像手机充电，白天用脑就像手机放电。白天脑袋不够灵光，那就是晚上充电充得不够。

口腔溃疡

严重口腔溃疡患者，晚上难以入睡。

我说先治失眠。他说你先帮我治口腔溃疡吧，失眠已经很久了。我说，口腔溃疡就是因为失眠引起的。用酸枣仁汤加延胡索、鸡血藤、夜交藤。夜交藤、鸡血藤能通达调和阴阳，延胡索止痛安神，酸枣仁养血安神。服用完3剂药，口腔溃疡就好了。所以口腔溃疡反复难愈者，要在九点前睡觉，再喝酸枣仁汤，这个病就会好得快。

今天分享到这里，更多精彩在明天。

草药小贴士

酸枣仁，味甘，性平，归心、脾、肝、胆经，能宁心安神，养肝敛汗。主治虚烦不眠，惊悸怔忡，体虚自汗、盗汗。

若睡眠时惊醒，心悸梦多，舌淡，脉弦细者，可加入龙齿20克，人参10克。心烦躁较甚者，加川连6克，栀子8克。血虚甚者，加当归12克，龙眼肉10克。阴虚火旺甚者，加生地黄15克，麦冬10克。盗汗者，加五味子8克，浮小麦12克，煅牡蛎20克。

(1) 心脾两虚导致的失眠健忘，心悸怔忡：人参15克，白术、茯苓、桂圆肉、酸枣仁、黄芪各30克，木香、生姜各6克，甘草8克，当归、远志各3克，大枣3～5枚，用水煎服。

(2) 神经衰弱：酸枣仁（捣碎，布包）30克，加入200毫升的清水，浓煎至30毫升，于每晚睡觉前半小时服用，10天为1个疗程。

(3) 小儿夜啼，虚烦不眠：酸枣仁10～20克，水煎服，加适量的糖；亦可将酸枣仁研成末，每次1.5～3克，睡前服用。

(4) 盗汗不止：人参18克，酸枣仁30克，茯苓20克。共研成细末。每次1汤匙，以米汤调服，每日3次。通常用药3～5日即可见效。

(5) 小儿夜啼：炒酸枣仁、薄荷、钩藤各4克，蝉蜕2克。水煎3次，合并药汁，于早、晚口服，每日1剂。

(6) 失眠：酸枣仁15克，捣碎煮汁除渣，加适量的粳米熬粥，睡觉前服。对各类失眠和心悸均有较好的疗效。酸枣仁（研末）10克研成细末，粳米60克，加水共煮粥食，每日2次。具有养血安神的功效，适用于心脾两虚所导致的心悸，气短，失眠多梦，心烦不眠等。

(7) 前列腺炎：鲜生半夏（切片）10克，酸枣仁（研末）6克。沸水冲泡饮服。每日1次，连用6剂。

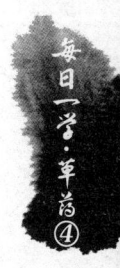

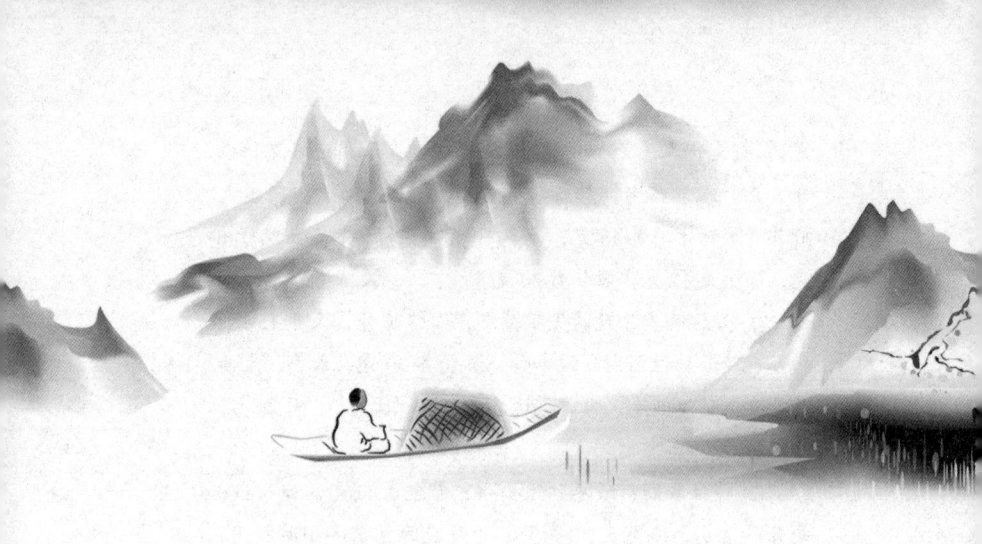

第 94 日
石斛

10 月 29 日 晴 湖心亭公园

昨天"每日一学·草药"讲到酸枣仁。《药性赋》中记载，酸枣仁能养心安神，也能敛阴止汗，所以它是酸甘补养之品。

首先酸枣仁能养心安神，常与五味子、龙眼肉相配。归脾丸里有它，专治贫血或妇人血虚后出现神志不定、头晕多梦、心悸等症状。

妇人月经量过大导致头晕心悸，用归脾汤加白芍 30 克，白芍是酸收之品，服用 1 剂就收住了。所以虚人月经量大就用归脾汤加白芍，这是经验方。

还有晚上心烦失眠的人，用酸枣仁加乌梅、甘草煎水，睡前喝半杯，睡觉就会很沉，因为酸能静。

上次就有家长问孩子多动怎么办？我说多吃酸的食物，就不容易躁动了。所以多动、躁动的人就吃酸的食物。此外酸枣仁、乌梅、甘草能酸甘化阴,服用后会觉得口水变多,人也精神了。

🍁 围绝经期综合征

在珍仔围义诊时碰到一例,更年期多汗,汗流不止,甚者吃饭都要换衣服。

用甘麦大枣汤加酸枣仁、五味子、黄芪。服用3剂,多汗的症状就消失了。更年期多汗一般是气阴两虚,黄芪能补气;枣仁、五味子能酸收养阴;再配合甘草,甘甜益力生肌肉。

上次有一位妇人也是更年期综合征,烦躁、手抖无力。

我说,你去挖五指毛桃,五指毛桃就是黄芪加枣仁。枣仁能够治疗严重的心悸,上等的枣仁价同人参。服用后会觉得手脚暖热,也有力量,服用半个月左右就全好了。

更年期妇人要养气阴,因为天癸绝,天癸就是精水,当精水干枯时,就要补阴分。

🍁 多汗

因天气热出了很多汗,而手脚无力,这时就用生脉饮加酸枣仁、甘草、黄芪,喝下去就会觉得身体有力,出汗的症状也缓解了。

暑假时碰到一位多汗的患者,出汗很严重,不运动时穿的衣服都能挤出水。我说,用生脉饮补阴分,再加枣仁、五味子、龙眼肉、甘草、黄芪等。黄芪、甘草能够实毛窍、固肌表;枣仁、五味子能安心神;再配合生脉饮补充体力。

🍁 失眠

老人体虚失眠,就用酸枣仁配五味子、龙眼肉或者乌梅。年轻人心浮气躁导致失眠,就用莲子心8~10个,再配酸枣仁。如果没有莲子心就用黄连3~5克。因为苦能降火,同样苦瓜、苦笋也可以。如果最近觉得上火,可以炒一盘苦笋,吃半盘,火就下去了。

脾气大,睡眠也不好的人,就用酸甘化阴的方法,酸枣仁、

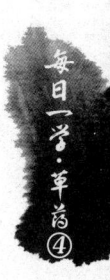

甘草各 10~20 克，严重者可用 30 克。因为甘能缓急，酸能静，所以这是减少发火的一组对药。

便秘加失眠者，可以用酸枣仁、柏子仁。因为凡仁皆润，仁类药能润肠通便、润燥止渴。上次有一位患者也是便秘失眠，我就用四逆散宽胸解郁，再加枣仁、柏子仁、火麻仁，三仁并用可以解郁安神，润肠通便，服用后效果很好。

所以中老年人大便干结用仁类药，当然不局限于酸枣仁和柏子仁，但我现在很少用了，因为酸枣仁的价格太高了，可以用松子仁、柏子仁、郁李仁、火麻仁等。

健忘

中老年人容易健忘，中医学认为大脑的血是由心脏供给的，心脏缺血时，大脑也会缺血，缺血就像退潮一样，周围没有滋润就干涸了，那片记忆也就减弱消失了。所以保持血气充满是治疗健忘、记忆力减退的很好的方法。

上次一位健忘的老阿婆，我给她开了六味地黄丸加酸枣仁、远志和龙眼肉，服用后，她觉得效果很好，健忘的症状也减轻很多。因为精液充足，大脑就灵光，这也是精气学说中的重点。而酸枣仁、五味子、远志、龙眼肉都能加强睡眠，睡眠充足，记忆力就会提高。

所以孩子或老人健忘，就可以用酸枣仁糖浆或人参五味子糖浆，或者将酸枣仁、五味子、远志、龙眼肉煮水，每周 1~2 次，记忆力就会提高。

我再讲一个案例。以前有位读书人要考科举，就在庙里闭关读书，一直没有运动，后来感觉心慌、心跳睡不着觉，记性也不好，他就很焦虑。有一天晚上他做了一个梦，梦到天王给了他一个方子，让他去抓药煮水喝，睡眠和记性都会变好，但是让他以后必须天天运动。醒来后，他就抓紧记下，然后抓药煮水喝，睡眠变好了，记忆力也提高了。这个方子就是著名的天王补心丸，其中酸枣仁、柏子仁、丹参、远志等都可以提高记忆力。

上次大地村的一位老人头晕、健忘、失眠，经常觉得很累，问我该怎么办？患者舌红少苔，属心烦躁扰型失眠。我说，你去买天王补心丹。服用后，他的睡眠就好了，人也有力量了。

今天要讲的这味药很了不起，它号称九大仙药之首，生长在悬崖峭壁上，山民经常冒着生命危险去采药。由于常年受雾露熏蒸，不管怎么干燥，它都能经年不死，号称千年润。所以不管是咽干口燥、皮肤燥还是脏腑燥都可以用它，它就是石斛。

第一，石斛可以生津止渴，可以很好地滋润喉咙。

京剧大师梅兰芳，有一次梅先生唱完歌后，有人请他喝酒，他就喝了点酒，又吃了油腻的东西，第二天起来就咽喉痛，不能唱歌。

他就赶紧找医生，老中医说，你要注意三点。一是不要吃煎炸烧烤。吃煎炸烧烤，人就容易上火，火就会烧到咽喉。二是要戒酒。酒伤喉咙，因为辛能伤肺。有些人喝酒后，痔疮就会发作，咽炎也是如此。所以如果不能戒酒，咽炎就很难治愈。三是不要喝凉饮。因为热胀冷缩，凉饮会使咽管收缩，导致发炎疼痛。记住这三点，再用石斛煮水，代茶饮。喝了3次，咽喉就开了。所以石斛煮茶是很好的生津润喉的保健方法。

前两年有一个建筑师因为有很多应酬经常咽痛，有时候两三天都没有办法吃饭，我说可以用石斛跟胖大海泡水。他喝了1次，咽喉就好了，以后每隔半个月就泡水喝，这样连续两三年，咽喉炎也没有发作。

石斛能润咽喉，是生津润喉的首选药。平时喝石斛胖大海茶，不仅可以利咽润喉，还可以减少咽喉疾患。

第二，石斛能够延年益寿。

《神农本草经》上讲，石斛能让人身轻延年。小孩子喜欢跑，中年喜欢走路，老年就喜欢坐。因为气不足以收到脏腑里，不能引到脚下，所以不善走动。

上次珍仔围的一位老人说，儿女让他出去运动，他也知道运动的好处，但就是动不了。我说，那是因为你的气血少。就像秋

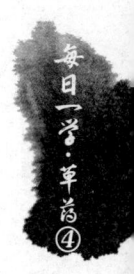

冬季，知了想动也动不了，一是因为体寒，二是身体没有津液去滋润。所以我用石斛5～10克，人参2克，泡参也行，煎煮后，焖一会儿再喝。人参补元气，石斛养阴。现在老人可以走1千米，然后再走回来。

所以当身体不爱动就用延年益寿的人参石斛茶。

上次去汕头讲课，部长给我们泡了一壶茶，里面就有人参、枸杞子、石斛、五味子之类的中药，喝了以后就觉得讲完课还想再讲。所以长期疲劳就用人参、石斛、五味子，人参补气，石斛补阴，五味子收敛。如果体力不足，就加枸杞子。

第三，石斛能明目。

有一位学生高度近视，他读书很拼命，视力越来越不好，也有黑眼圈。老师就说，你不把身体调理好，怎么会有未来，年轻人要先有身体才有知识。于是就让他用石斛夜光丸，也可以用石斛、枸杞子各10克，菊花3～5克，煎水服用。他之前觉得眼睛干涩就用眼药水，1个月要用3～4瓶。老师说，眼药水只能暂时缓解，用石斛、枸杞子、菊花，养足肝血，才是真明亮。

我平时能用枸杞子，绝不轻易用石斛，一是采摘危险，二是药材珍贵。

第四，石斛能养胃。

肿瘤患者放化疗后或术后出现口舌干燥、舌上无苔甚至干裂的症状，这是胃中无津液的表现。我给他用沙参、麦冬、玉竹、石斛、天花粉这些滋阴养液的药，胃得到滋养后，口舌就不干燥了。所以口干舌燥用石斛，口苦口渴用龙胆草。

一个人如果胃酸减少或者是老胃病，舌体干裂无苔，就用石斛、麦冬各10克煎水喝，肠胃会变得有力且滋润。

第五，石斛可以退高热。

小孩发热，热退后身体还很热，也不想吃饭，这时用麦门冬汤加石斛，也可用石斛、麦冬、山药。煮水服用后燥热就能消退，也可加麦芽、鸡内金或陈皮，胃口大开，热就退了。

今天就分享到这里，明天更精彩。

草药小贴士

石斛，味甘淡微咸，性寒，归胃、肾、肺经。能益胃生津，滋阴清热，可用于治疗阴伤津亏，口干烦渴，食少干呕，病后虚热，目暗不明。

(1) 治温热有汗，风热化火，热病伤津，温疟舌苔变黑：鲜石斛、连翘（去心）各三钱，天花粉二钱，鲜生地黄、麦冬（去心）各四钱，参叶八分。水煎服。

(2) 治中消：鲜石斛五钱，熟石膏、南沙参、玉竹各四钱，麦冬二钱，天花粉、山药、茯苓各三钱，广皮一钱，半夏一钱五分。甘蔗三两，煎汤代水。

(3) 治眼目昼视精明，暮夜昏暗，视不见物，名曰雀目：石斛、淫羊藿各一两，苍术（米泔浸，切，焙）半两。上三味，捣罗为散，每服三钱匕，空心米饮调服，日再。

(4) 治神水宽大渐散，昏如雾露中行，渐睹空中有黑花，渐睹物成二体，久则光不收，及内障神水淡绿色、淡白色者：天门冬（焙）、人参、茯苓各二两，五味（炒）、乌犀角、羚羊角各半两，菟丝子（酒浸）、干菊花、干山药、枸杞各七钱，麦门冬、熟地黄、生地黄各一两，杏仁、牛膝各七钱半，蒺藜、石斛、苁蓉、川芎、炙草、枳壳（麸炒）、青葙子、防风、黄连各五钱，草决明八钱。为细末，炼蜜丸，桐子大。每服三十至五十丸，温酒、盐汤任下。

石斛茶：石斛15克，麦冬10克，绿茶叶5克。开水冲泡。每日1剂，代茶频饮。能养阴清热，生津利咽。

石斛玉米须茶：石斛10克，芦根15克，玉米须20克。上药，每日1剂，水煎，代茶饮。能养阴清热利尿。

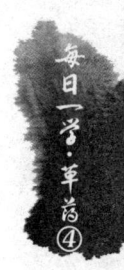

第95日
肉苁蓉

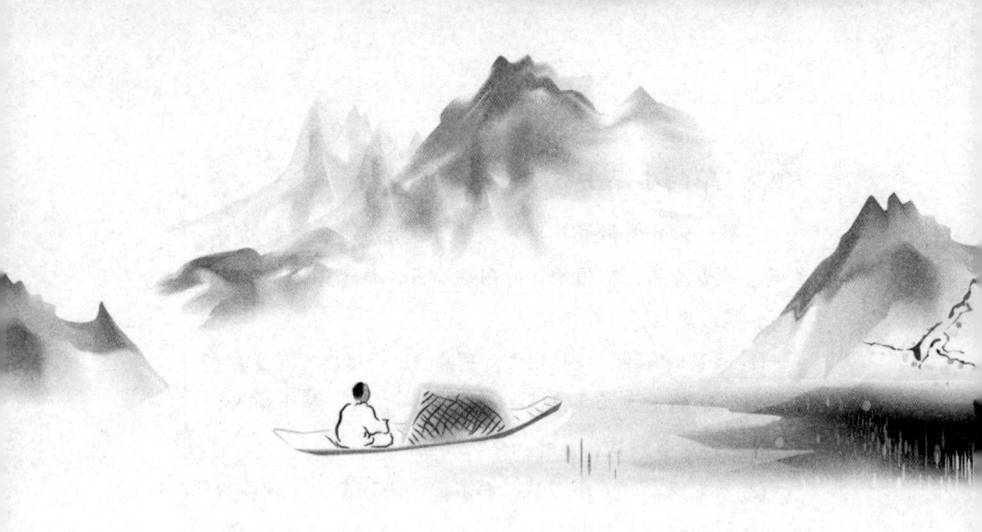

10月31日 晴 湖心亭公园

昨天"每日一学·草药"讲的是号称九大仙草之一的石斛，它擅长滋养人体的阴液，是上乘的滋阴药。

石斛上可滋眼窍，用于治疗眼目干涩证；内可以滋咽喉、肝肾、肠胃。

咽喉疼痛

老师的职业病是咽喉疼痛、痒痛或干痛，用石斛、胖大海、罗汉果各5~10克煎水。注意石斛应煎半小时以上。凡是声音嘶哑者用此方代茶饮，常常有良好的效果。

有一个唱戏的年轻人刚开始练嗓音，结果练到声音嘶哑，久久不能恢复，用石斛煎水服用就好了。

石斛还可以内滋肝肾。肝肾阴虚、更年期烦躁血少，滋阴即补血，甘麦大枣汤加石斛，服用后，症状就减轻了。

🍁 腰腿痛

前几天有一位老人膝盖痛，我用黄芪、石斛、枸杞子、牛膝。黄芪、石斛、枸杞子补精气阴液，牛膝为引经药，可将药力引到腰膝。服用后，腰膝就有力量了。

🍁 胃痛

肠胃里阴虚火旺，肠壁变薄，这时要用石斛、麦冬、山药各10克，煎水代茶饮。服用后，胃中烧灼痛、口干燥的症状会大大减轻。

🍁 牙痛

还有些人牙痛很严重。若因熬夜而致者，为虚火牙痛，用石斛、骨碎补；若因过食煎炸烧烤而致者，为实火牙痛，用石斛、大黄、甘草。《本草纲目拾遗》中讲，以石斛代茶能清胃火。

记住胃火牙痛、口腔溃疡、胃部灼痛、虚烦失眠、更年期综合征，都可以用石斛。

今天跟大家分享一些好东西，这是我长期义诊和在老师那里抄方以及读古籍经典的精华累积，临床上屡用屡效。

有一位妇女，痛经很严重，服用生姜、大枣，但效果一般。我说，那就加山楂，山楂能活血化瘀消积。凡是经血中有血块就可以加山楂，效果很好。所以在姜枣茶的基础上加山楂专治痛经，这就是痛经三药。

还有一位妇人放化疗后贫血很严重，脸色苍白，头发脱落。

有一句话是心静长指甲，头静长头发。凡是操心操劳的人，头发和指甲都长得不好。我告诉她不要去想病，要常去运动锻炼，再用贫血三药，即黄芪80克，当归10克，鸡血藤30克。

服用1个多月，头发就不脱落了，指甲也慢慢长出来了。服用3个月，黑发生，唇色也正常了。黄芪配当归是补血汤，加鸡

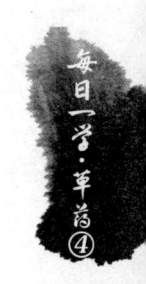

血藤就变成通补双效的方子。

我们再讲痛痒三药，就是丹参、石菖蒲、威灵仙。凡关节肌肉、脏腑或头面四肢疼痛、瘙痒者都可以用痛痒三药。《黄帝内经》言："诸痛痒疮，皆属于心"。丹参、石菖蒲能开心窍、通血脉，痛会减轻，痒也会消止。大江村有一位患者浑身瘙痒，就用四逆散加痛痒三药，丹参50克，石菖蒲、威灵仙各20克，这个方的力量很强大。

接下来是痛风三药，痛风者，土茯苓80克，薏苡仁20～30克，猫须草30克，浓煎服。土茯苓不仅能除湿热，还能通利关节。服用半个月，骨头不痛了，尿酸指数也有明显的下降。

再讲血脂三药，它是由首乌延寿丹变化而来。血脂高是因为肝无力排出，而使毒热积久难降。所以用金银花降毒热，制首乌和枸杞子补肝脏，肝脏有力量就能排出毒素。

有一位脂肪肝的患者，血脂很高，我说用金银花、枸杞子各30克，制首乌20克，代茶饮。因为脂肪肝是需要长期治疗的，喝了20多剂，检查发现血脂已经降下来了。

再讲颈三药，即葛根、丹参、川芎，凡是颈椎压迫导致颈僵、头晕以及项背部怕冷，都能用它。

有一个女孩颈椎痛，我说，用葛根50克，丹参30克，川芎5克，再加姜、枣少许。生姜、大枣可以调和营卫。服用几天后，颈椎就不痛了，走路也昂首挺胸。所以驼背、颈部僵硬或者健忘者，都能用颈三药。

再讲胸三药。有个小伙子劳累过度导致心慌胸闷，吃了保心丸之后还是胸闷，我们就开胸三药，枳壳、桔梗、木香各10克，再加甘草、大枣补中益气，服用3次就好了。

开胃三药，凡是容易胃胀的人，就可用开胃三药，即木香、山楂各5克，鸡矢藤30克。木香、山楂行气消积，鸡矢藤通肠化滞。三药合用专治厌食、挑食。

一位老人带着他的孙子来看病，问孩子挑食怎么办？

我说，挑食一是不饿，二是运动少，三是吃零食。先不让他吃零食，再用木香、山楂、鸡矢藤煎水喝，上午服用，下午饿了就找食物了。如果药买不齐，用单味山楂也有效。

再讲安神三药，失眠、睡眠质量不好或者易醒者都能用安神三药，即茯神20克，五味子、枣仁各10克，煮水，晚上睡前喝，睡眠就会好。

再讲鼻血三药，白茅根20克，桑叶10克，黄芪30克。如果鼻血偏清，就重用黄芪；如果鼻血色鲜红且量大，就重用白茅根和桑叶。

还有腰痛三药，即黄芪、枸杞、杜仲。膝痛三药是牛膝、牛大力、威灵仙。闭经三药是益母草、川牛膝、当归，可以补血通经。

肝热三药是土茯苓、板蓝根、茵陈，这是我在老先生那里抄方得来的。小三阳、大三阳都可以用，服用几剂，转氨酶就能降下来。土茯苓一般用80克，板蓝根20～30克，茵陈20克。茵陈退黄浊，板蓝根去肝火，土茯苓除湿热湿毒。

还有肺火三药，咳吐浓痰黄浊者用肺火三药，即黄芩、鱼腥草、金荞麦。金荞麦为肺痈要药，鱼腥草为肺热神药，黄芩降肺热。

血热三药，即生地黄、赤芍、牡丹皮。可用于治疗皮肤红疹、热疹。

今天要讲的这味药也属九大仙草之一，它是老年人肠燥便秘的良药，因为它长得像肉，而且也能让排便变得从容顺畅，所以它叫肉苁蓉。

🍁 肠燥便秘

有一位70多岁的老爷子，大便干结难下。我们之前讲过，下腹部堵塞就会胸闷、头痛。医生说，你这是血液干枯。患者嘴唇干裂，而且火力不足，腿都不想动。这时就要用既能补火又能补水的肉苁蓉，它能让人暖洋洋，也能让肠道润畅。肉苁蓉30～50克，酒洗后再煮水喝。大便通了，胸闷也就消失了。所以肉苁蓉是通便良药。

妇人产后大便干燥、腰酸腿软就可以用肉苁蓉，它既能补肾又能润肠。肉苁蓉50克浓煎服用，就能使大便通畅，腿脚有力。

所以肉苁蓉是老人和妇人病后体弱、腰酸腿软、大便不通的首选药。

面黑

还有一位小伙子伤精后面色发黑。面色黑有两种情况：一是精血不足，二是大肠不通，正所谓面黑者必便难。所以用肉苁蓉浓煎煮水，既能补肾补津血，又能润肠通便。《药性论》中也记载："肉苁蓉四两，煮水或煮粥，专治面黑劳伤。"经常熬夜劳损导致面黑就用肉苁蓉煮水，连续服用半个月，大便天天通畅，脸色也会红润。

老人多尿症

肉苁蓉可以治疗老人夜尿频数。肉苁蓉50克，与山药一起煮水，晚饭后或睡前服用，夜尿次数就会减少，一般连服1周，多尿症就可以恢复正常。因肾主二便，肾精不足，大便不通，小便就会失灵，所以要补肾以加强二便的能力。

妇人癥瘕

《神农本草经》记载："肉苁蓉主妇人癥瘕"，就是说肉苁蓉可治疗妇人子宫里有包块。河流动力不够就会堆积垃圾，人的体力不足就会长包块。肉苁蓉能补腰肾以退妇人腹中积块，也能滋阴液以润癥瘕积聚。

今天分享到这里，更多精彩在明天。

草药小贴士

肉苁蓉，味甘咸，性温，归肾、大肠经，能补肾阳，益精血，润肠道。可用于治疗肾阳虚衰、精血不足之阳痿、遗精、白浊、尿频余沥、腰痛脚弱、耳鸣目花、月经不调、宫寒不孕、肠燥便秘等。

(1) 治男子五劳七伤，阴痿不起，积有十年，痒湿，小便淋沥，溺时赤时黄：肉苁蓉、菟丝子、蛇床子、五味子、远志、续断、杜仲各四分。上七物，捣筛，蜜和为丸如梧子，平旦服五丸，日再服。

(2) 治下部虚损，腹内疼痛，不喜饮食，平补：肉苁蓉二斤，酒浸三日，细切，焙干，捣罗为末，分一半，醇酒煮作膏，和一半入臼中，捣丸如梧桐子大。每服二十丸，加至三十丸，温酒或米饮下，空心食前。

(3) 补精败，面黑劳伤：苁蓉（水煮令烂，薄切细研）四两，精羊肉，分为四度，下五味，以米煮粥，空心服之。

(4) 强筋健髓：苁蓉、鳝鱼。为末，黄精酒丸服之。

(5) 治虚损，暖下元，益精髓，利腰膝：肉苁蓉（酒浸一宿，刮去皱皮，炙干）、蛇床子、远志（去心）、五味子、防风（去芦头）、附子（炮裂，去皮、脐）、菟丝子（酒浸三日，曝干，捣为末）、巴戟、杜仲（去粗皮，炙微黄，锉）各一两。上药捣罗为末，炼蜜和丸如梧桐子大。每日空心，以温酒下二十丸，盐汤下亦得，渐加至四十丸为度。

(6) 治肾虚白浊：肉苁蓉、鹿茸、山药、白茯苓等分。为末，米糊丸梧子大。枣汤每下三十丸。

(7) 治发汗，利小便，亡津液，大腑秘结，老人、虚人皆可服：肉苁蓉（酒浸，焙）二两，沉香（别研）一两。上为细末，用麻子仁汁打糊为丸，如梧桐子大。每服七十

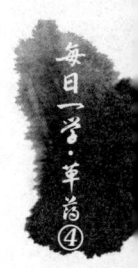

丸，空心用米饮送下。

(8) 治高年血液枯槁，大便燥结，胸中作闷：大肉苁蓉三两，白酒浸，洗去鳞甲，切片，白汤三碗，煎一碗，顿服。

(9) 治消中易饥：肉苁蓉、山茱萸、五味子。为末，蜜丸梧子大。每服盐汤下二十九。

(10) 年老或体虚的患者汗多便秘：用肉苁蓉（酒浸，焙过）二两，沉香末一两，共研为末。加麻子仁汁糊成丸子，如梧子大。每服七八九。白开水送下。

(11) 消中易饥：肉苁蓉、山萸、五味子等分，共研为末，加蜜做成丸子，如梧子大。每服二十九，盐酒送下。

(12) 破伤风，口噤，身强直：肉苁蓉切片晒干，烧成烟熏伤处，累效。

第96日
芍药

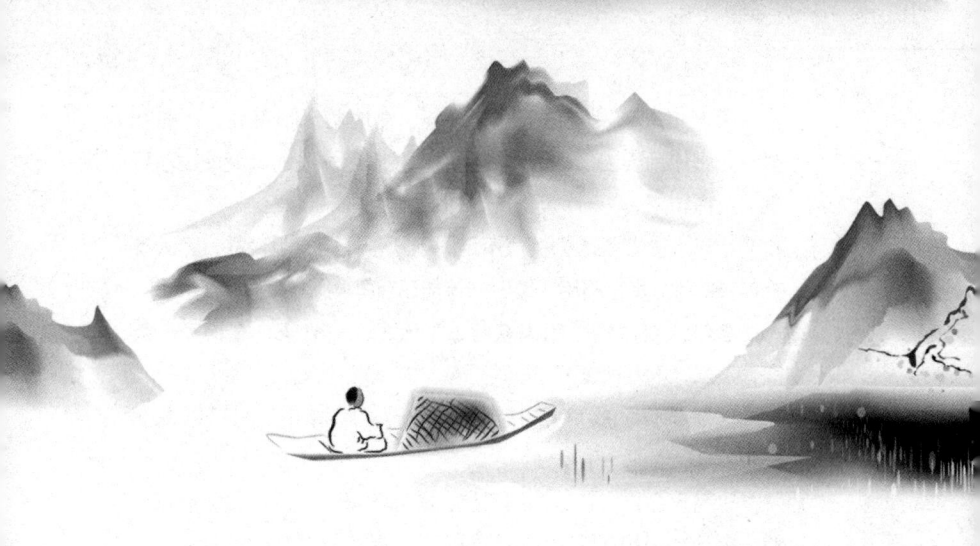

10月31日 晴 湖心亭公园

昨天"每日一学·草药"讲到肉苁蓉，它是中老年人阳虚便秘的特效药。《神农本草经》里讲，肉苁蓉能养五脏益精气，久服轻身。它能滋补精血，也被称为沙漠人参。

便秘

老人便秘，尺脉无力。我就开了济川煎，既补又通，当天服用后，大便就很顺畅。服用普通泻药会使人疲倦乏力，服济川煎后人会觉得手脚有力。

肉苁蓉能延缓衰老。人体中肾先衰老，肉苁蓉色黑能入肾，有补精血、壮腰肾、润肠道之功，所以能抗衰老。

老年人耳聋、耳鸣、眼花，肉苁蓉、枸杞子泡水。老年人牙齿松动用肉苁蓉、骨碎补，能坚固牙齿。

中老年人头发变白，用肉苁蓉、熟地黄、制首乌，可峻补精血。服用后要去运动锻炼才能消化，服用一段时间就能发落更生、发白转黑。

老年人驼背是因为精气不足。肉苁蓉补精，黄芪补气，人参补神，3药泡水，服用一段时间就能昂首挺胸。

老年人夜尿频数用肉苁蓉、牛大力、巴戟天、金樱子、芡实，煎水，喝几次就好了。

皮肤干燥、瘙痒用山药配肉苁蓉，脾肾并补，可以滋润皮肤。

总而言之，肉苁蓉温而不热，暖而不燥，补而不峻，滑而不泄，有从容缓和之性，可以抗衰老，非常适合年老体弱之人。所以以后逢年过节，就可以熬肉苁蓉汤给家里的老人喝。

气不足用黄芪、肉苁蓉；妇女血不足用当归、肉苁蓉；气血两虚且嘴唇发白用当归、黄芪、肉苁蓉；健忘用肉苁蓉、葛根；走路缓慢用肉苁蓉、牛膝。

我再讲一个老年便秘丸，这是北京名医董建华教授的心得。肉苁蓉、当归、火麻仁、蜂蜜，炼蜜为丸，专治老年人便秘，屡用屡效。当归重用能润肠通便，肉苁蓉能补肾通便，肉苁蓉补精，当归补血，精血足，肠道通。而麻仁可以润六腑之燥坚。

研究发现，肉苁蓉能治疗妇女月经推迟，也能治疗宫寒不孕，因为它可以阴阳并补。肉苁蓉也能造血，它可以提升血细胞，所以放化疗后或者大病后气血亏虚的人，可以用肉苁蓉配当归、鸡血藤、黄芪。老人容易感冒用肉苁蓉配防风。四肢不温用桂枝汤加肉苁蓉，桂枝能走四肢。

中医学认为，补肾之品能让大脑聪明，手脚灵敏，增强耐力和体力。所以中老年人健忘、反应慢、体力不足，用肉苁蓉、泡参煮水，服用一段时间就会觉得有力量。

20世纪有人调查一个长寿乡，平均寿命是87岁，那里的人很奇怪，几乎没有人得像高血压、胃病、老年痴呆这样的疾病，后来观察发现，当地人平时就酿造苁蓉酒。

精子活力和数量低下导致的男子不育可以用肉苁蓉,它能补精血,使精子数量增多,活力增强。

肉苁蓉能补五脏。肉苁蓉配丹参补心脏,可以预防心脑血管堵塞。肉苁蓉配枸杞子补肝脏,可以预防脂肪肝。肉苁蓉配当归补脾脏,可以增强脾胃动力,使大便顺畅。肉苁蓉配黄芪补肺脏,可以使体力充足。

有一位患者,得了子宫肌瘤,肌瘤像鸡蛋一样大,马上要做手术了。我说,你用肉苁蓉、黄芪配当归煎水喝,先试1个月,如果有效果,那就是你的福气。用药前几天觉得浑身酸软,第4天用药就好多了。我让她继续服用,以把肌瘤化下来。

腰脚冷、走路无力以及老年人抽筋可以用肉苁蓉、熟地黄、巴戟天,因为肉苁蓉补肾,肾主腰脚。

今天要讲的这味药是白芍,它最主要的功效是缓急止痛,当一个人因为着急而疼痛加重时可选白芍。

一位工人着急后就会足跟痛,3个月也没好,医生就用芍药、甘草、当归,服用10剂,足跟痛就好了。所以如果遇到疲劳或着急后加重的足跟痛,就可以用芍药、甘草、当归,当归补血以消疲劳,芍药、甘草可以缓急。

我也治疗了很多例老年人脚抽筋,最顽固的抽筋长达10年之久。治疗这种顽疾,患者首先要忌生冷,再用芍药30克,炙甘草10克,加淫羊藿、小伸筋草、牛膝、薏苡仁,水煎服。

芍药可以缓解一身之疼痛。

偏头痛

偏头痛,生气激动后痛剧,用芍药、甘草、川芎。芍药、甘草缓急止痛,川芎引药到头部。但这个方只能让经脉缓解,如果继续生气激动,偏头痛就会反复发作。

颈痛

颈部僵硬疼痛,特别是熬夜、伏案工作或长时间保持一个姿

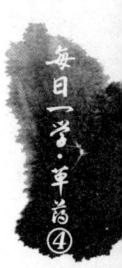

势者，芍药 30 克，甘草 20 克，葛根 50 克，1 剂药就会有效。

上次有位落枕的患者，他想要去按摩。我说，你先用芍药、葛根各 50 克，炙甘草 30 克煮水喝，如果下午还疼的话，你再去按摩。服用 1 剂就痊愈了。因为芍药、甘草缓急，葛根引药到颈部。如果是壮人，葛根要用到 80～120 克，效果特别理想。

🍃 肩周炎

肩周炎，肩臂疼痛，屈伸不利。

有位患者得了肩周炎，医生让她练爬墙的动作，可是过程太痛苦，她就不想练了。我说，我可以帮你用药把胳膊抬起来。芍药、甘草、鸡血藤、威灵仙。羌活引药至颈项背部，威灵仙、鸡血藤引药至肩部，服用 3 剂后，手就能抬到头顶上面了。

🍃 腰背痛

挑担子或伏案工作日久会导致背痛，用芍药、甘草配姜黄，姜黄能引药至背部，背痛就能减轻了。

腰痛，用芍药、甘草、杜仲。

有个少年腰痛如折，用芍药、甘草、杜仲各 30 克，服用后，腰就不痛了。所以不管是肾虚腰痛还是腰扭伤都能用它，因为芍药、甘草可以缓急，杜仲能固肾。

膝盖痛，用芍药、甘草、牛膝、牛大力，二牛可以引药到腰膝。

🍃 脘腹痛

经常在外面吃饭，且性格很急的人，用芍药、甘草加延胡索。延胡索行气止痛，芍药、甘草缓急止痛，止胃痛效果显著。

妇人腹痛，可以用张仲景的当归芍药散，即芍药、甘草、当归、小茴香。这个方子可以治疗各种妇人腹痛，如受凉、月经不通或瘀血导致的腹痛都有效果。

芍药和甘草可以作用于五脏六腑的疼痛。

比如心绞痛用芍药、甘草配丹参、石菖蒲。咳嗽疼痛用芍药、甘草配枳壳、桔梗。脂肪肝或胁肋疼痛，用芍药、甘草配木香、郁金。胃胀满痛用芍药、甘草配陈皮、麦芽。输尿管狭窄导致的疼痛用芍药、甘草配车前子。胆绞痛用芍药、甘草配金钱草。

生病一般有两个原因，一是疲劳生百病，二是着急生百病。所以用芍药缓急，用甘草补体力来消疲劳。不要小看甘草，重用既能补体力，又很安全，所以芍药甘草这组对药很经典。着急重用芍药，体力不足重用甘草。

芍药偏酸，甘草偏甘，酸甘化阴，所以阴分不足的人用芍药和甘草。但这两味药偏凉，如果是阳虚体质，还要加姜枣调和营卫，也就是桂枝汤。

今天分享到这里，更多精彩在明天。

草药小贴士

芍药，味酸微苦，性微寒，归肝、胆经，能补血柔肝，平肝止痛，敛阴收汗，适用于阴虚发热、月经不调、胸腹胁肋疼痛、四肢挛急、泻痢腹痛、自汗盗汗、崩漏、带下等。

(1) 治妇人胁痛：香附子（黄子醋二碗，盐一两，煮干为度）四两，肉桂、延胡索（炒）、白芍药。为细末，每服二钱，沸汤调，无时服。

(2) 治下痢便脓血，里急后重，下血调气：芍药一两，当归、黄连、黄芩各半两，槟榔、木香、甘草（炒）各二钱，大黄三钱，官桂二钱半。上细切，每服半两，水二盏，煎至一盏，食后温服。

(3) 治妇人怀妊腹中疞痛：当归三两，芍药一斤，茯苓、白术各四两，泽泻、川芎各半斤。上六味，杵为散。取方

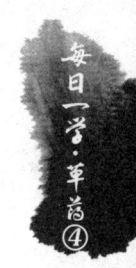

寸匕，酒和，日三服。

(4) 治产后血气攻心腹痛：芍药二两，桂枝（去粗皮）、甘草(炙)各一两。上三味，粗捣筛，每服三钱匕，水一盏，煎七分，去滓，温服，不拘时候。

(5) 治痛经：白芍二两，干姜八钱。共为细末，分成八包，月经来时，每日服一包，黄酒为引，连服三个星期。

(6) 治妇女赤白下，年月深久不瘥者：白芍药三大两，干姜半大两。细锉，熬令黄，捣下筛，空肚，和饮汁服二钱匕，日再。

(7) 治金创血不止，痛：白芍药一两，熬令黄，杵令细为散。酒或米次下二钱，并得。初三服，渐加。

(8) 治脚气肿痛：白芍药六两，甘草一两。为末，白汤点服。

(9) 治风毒骨髓疼痛：芍药二分，虎骨（炙）一两。为末，夹绢袋盛，酒三升，渍五日。每服三合，日三服。

第97日
柴胡

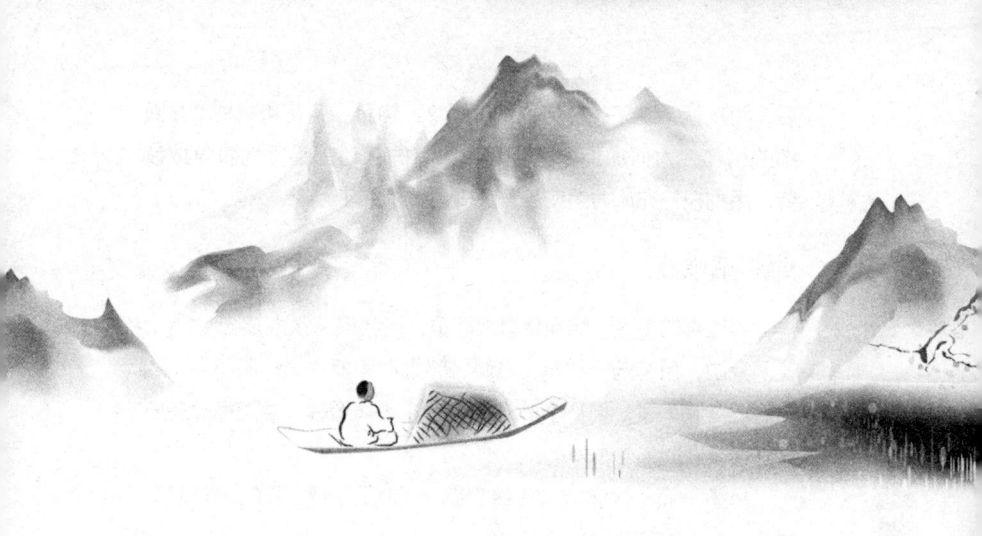

11月1日 晴 湖心亭公园

　　昨天"每日一学·草药"讲的是白芍,它的缓急止痛的功效是普通药物无法达到的。

　　张仲景也很喜欢用白芍,妇人腹中诸疾痛,用当归芍药散。

　　有一句话是:腹痛用芍药,热加川楝寒茴香。如果腹中热痛,小便黄赤用川楝子和芍药;如果腹中冷痛,尿液清稀用小茴香和芍药。

　　芍药能缓解从头到脚的疾痛。

🍀 眼痛

　　患者右眼皮跳得很严重,长达半个月。他说,左眼跳财,右眼跳灾,是不是有坏事发生?我说,你要保持好心态,就不会有坏事。我用芍药、甘草,配钩藤、夏枯草、菊花、枸杞子。2剂后，眼皮就不跳了。芍药、甘草缓急，钩藤、菊花和夏枯草是眼部的引药，为何加枸杞呢？因为所有的跳动都是因为着急或疲劳，用枸杞补充体力消疲劳，眼皮也就不跳了。

咽喉痛

食道癌的患者，咽喉痛得很严重，问我该怎么办。

我说，用芍药、甘草、石斛、胖大海和罗汉果，服用后，咽喉痛感就消失了。但这个药方只可以让疼痛缓解，要想根除还要靠养生。

鼻子干痛、冷痛或者疼痛难忍，都可以用苍耳子、辛夷花、薄荷、白芷加芍药、甘草来治疗。

口腔溃疡痛，不管是急性还是慢性疼痛，我们都要健脾胃。急性痛就用芍药、甘草配口部的引药丹参、石菖蒲和黄连。

颈痛

颈椎痛，用芍药、甘草配葛根、木瓜，效果非常好。因为葛根可以引药到颈部，木瓜、芍药、甘草味酸，能让筋骨变柔软。酸能养阴液，也能让人安静。所以颈部僵硬感很严重时，就用芍药、甘草，加葛根、木瓜。

这也是治疗高血压的特效药。血压高时，用芍药、甘草，加葛根、丹参、川芎。葛根、丹参、川芎疏通经脉，芍药、甘草能让经脉变柔软，也就不会酸痛了。服用3剂就有明显降压效果，连续服用1个月，血压就能恢复正常。

胸痛

胸部疼痛，不管是跌打伤、岔气伤、生闷气还是拉伤，都会导致经脉拘急不通，不通则痛，用芍药、甘草、枳壳、桔梗，胸痛就会减轻。上次有位胸闷心痛的患者，我给他开了这个药方，服用2剂就全好了。

臂痛

手臂僵硬疼痛，用芍药、甘草加桂枝、生姜、大枣，也就是桂枝汤。桂枝汤专治秋冬季手脚风寒痹痛。如果秋季时喝一段时间桂枝汤，冬季长冻疮的现象就会少。这叫冬病秋治，我们要在发病的上个季节用药。

冬季时手容易裂或者长冻疮，天气越冷越严重。那就要在夏天开始喝桂枝汤，每月5剂，连续用3个月，秋冬季也不怕冷了，手也不会裂得那么严重了。如果是脚裂，就用桂枝汤加牛膝、杜仲、枸杞子。因为春夏养阳，秋冬养阴，而桂枝汤阴阳并养，方中桂枝配生姜辛甘化阳，芍药、甘草、大枣酸甘化阴。

腰背痛

背部痛，用桂枝汤加姜黄，再配合适当的艾灸和按摩。如果一直没有痊愈，就加三七和丹参。

深圳有位老人背痛，天还没有变阴，他的背就开始痛。我说，以后背痛时就用桂枝汤加丹参、三七、姜黄，既温阳又活血化瘀，专治中老年人因天气变化而引起的背痛。服用10剂后，背就不痛了。

虚劳腰痛或腰扭伤，就用黄芪、枸杞子、杜仲加芍药、甘草，可以缓解大部分的腰痛。

胃痛

胃痛，用木香、郁金、延胡索、川楝子加芍药、甘草。

一位老先生很擅长治疗胃痛，我问，您为什么专攻胃痛？他说，我不仅仅会治胃痛，只是这个时代的胃痛患者太多了。脾主四肢，只要调理好脾胃，其他的疼痛都会减轻。

痛经

妇人痛经，普通的痛经用生姜、大枣和山楂熬浓汁，喝1次

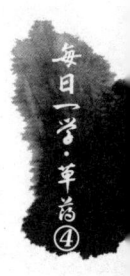

就好；严重的痛经，吃止痛药都没有效果时，要再加芍药和甘草各30克，1剂就能见效。

腿痛

大腿肌肉痛、麻痹以及气血不通，用芍药、甘草加黄芪、党参、牛膝。黄芪、党参能使肌肉满壮，丹参、牛膝能使血管通畅。不荣则痛，或不通则痛。这4味药连通带补，外加芍药、甘草缓急止痛。

膝盖痛，走路很辛苦，我们要重用芍药、甘草缓急止痛，同时加枸杞子和当归。

以前有一位患者膝痛很严重，老师就用芍药、甘草、当归、牛膝、枸杞子，喝了就好了。我问，为什么加当归？老师说，膝盖骨里筋最多，而肝主筋，所以补肝养肝就等于养膝盖骨。而当归能养妇人肝血。

男子用黄芪补中气，女子用当归养肝血。所以男人要治脾肾，女人要治心肝。女人肝血足，心情就会开朗。男人中气足，腰骨就会有力。

小腿抽筋，用芍药、甘草加牛膝、薏苡仁，也可加淫羊藿、小伸筋草，能够迅速缓解小腿腓肠肌痉挛。

老年人劳累后会抽筋，年轻人跑太快也会抽筋。所以老人抽筋用淫羊藿、甘草，它们都有强大的补脾肾的作用。年轻人抽筋用芍药、小伸筋草，能让经脉变柔软。牛膝能引到小腿，薏苡仁可以理脚气而除风湿。

这就是芍药可以缓解从头到脚的疼痛的功效。芍药还有很多精彩内容，以后有机会再跟大家分享。

今天要讲的是柴胡，它在张仲景的好多方中都有出现。

小剂量柴胡3～5克，能升阳。

有一位患者脱肛很严重，想要做手术。我说，你可以先吃药，用补中益气汤，重用黄芪100克，加柴胡、升麻各5克。服用10剂药，脱肛就好了。可见重用黄芪配小剂量的柴胡、升麻可以升阳举陷。

中剂量使用柴胡可以疏肝解郁。

有些患者满脸郁闷，我教你们一招，一旦觉得心情郁闷，就吃小柴胡颗粒。为什么感冒药能解郁呢？因为小柴胡汤既能解表，又能清里，表证得之能解表退寒热，里证得之能舒肝畅情志。所以用姜枣茶冲服小柴胡汤颗粒，喝下去，人就会开心。

五经富有个装修工一直觉得心里难受，吃了抗抑郁药，稍微有点缓解，但并不彻底。我就让他去买小柴胡颗粒，用姜枣茶浓煎。长期劳累，使得心气不足，就会抑郁。所以当一个人走路很慢时，他就可能有抑郁的倾向了。服用后，他觉得浑身很暖，睡眠也很好。

大剂量使用柴胡可以疏泄月经。

孩子高热不退，用小柴胡汤原方，重用柴胡30克，服用1剂，就能退热。正所谓体若燔炭，汗出乃散。通过解表的方法，毛孔打开，热就出去了。所以如果经常上火、长青春痘或突然发热烦躁，就可以每天去跑步，把汗孔打开，就不会生病，但是必须要每天坚持。

妇女闭经，连续几个月都没有来月经，整个人很烦躁，吃不下饭，睡不着觉，因为下焦堵塞会导致上、中二焦胀满。一位医生开了常规量的柴胡，没有效果。后来又换了位医生说，柴胡要用半斤的量，患者吓得不敢喝。医生就说，你一直怀疑，就一定不会有效果。喝完后2小时，月经就来了，量也很大。她说，月经通了，就觉得烦热感也消失了。又用参汤培补元气，闭经就是这样治好了。

非重不沉，大剂量使用就能沉到下焦，可以治疗便秘、尿闭以及经闭。同时肝主疏泄，大剂量使用柴胡可增强肝的疏泄之力，卵巢囊肿、子宫肌瘤、盆腔积液等就可以治好了。

以前的医生像张仲景、孙思邈等敢用重剂，那是因为劳动人民天天劳作，身体素质很好。但现在的人普遍身体素质低下，所以医生就不敢开大剂量的药。昨天一位子宫肌瘤的患者问我能治

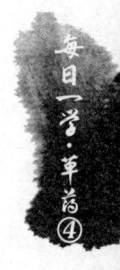

吗？我说，能治，但是需要时间，你每天跑10千米，再配合桂枝茯苓丸，双倍剂量服用，就能好。

肝主疏泄，肝经贯穿全身，所以柴胡可以疏泄全身的郁闷。婆媳吵架后出现耳鸣，就用通气散，即柴胡、香附、川芎，研成粉末，1剂就会好。它是王清任《医林改错》的秘方，能治疗耳聋耳闭。

眼部气郁，患者眼睛红肿，生气后加重，我就用四逆散加夏枯草、桑叶、菊花，以舒解眼部气郁，2剂药就好了。

咽喉气郁，人生气后咽喉痛、咽喉梗塞，吞不下又吐不出，就用四逆散加半夏厚朴汤，1剂药就会好。

有一位中学老师，生气后咽喉痛，不欲饮食。我说，以后生气时就服用柴胡。几剂药就好了。因为生气时总觉得有气聚在咽喉，服用后，若风之吹云，明乎若见苍天，郁闷就像风吹云散一样，看到苍天，心情也就开朗了。

妇人患乳腺增生比较多，因为妇人运动量少又爱生气。久病多郁，久郁多病，用郁金、香附、柴胡，可以治疗一切乳腺增生。乳腺增生兼肋胀痛者，用四逆散加郁金、香附，配生姜、大枣以暖身体。如果增生偏软，服用几剂就能消掉。如果增生偏硬，就需要时间，还有再结合推拿手法。

胃胀痛，肝木乘脾土。有些人带着情绪吃饭就会胃痛，可以用小柴胡汤加二陈汤，这是治疗情绪胃痛的特效药。

有个老农干农活，每次都要把全部的活干完，结果每次回来都胃痛。我说，用小柴胡汤加二陈汤，前者疏解肝木，后者调脾胃之土，服用后就不痛了。

生气也会腹胀，用小柴胡汤加小茴香，1剂药就能顺气。深圳有位妇人，开心时腰不痛，只要和孩子生气，就会腰痛，用小柴胡汤加杜仲。小柴胡汤疏肝解郁，杜仲可以固肾腰。

有个年轻人生气后睾丸痛，我就用小柴胡汤加川楝子、小茴香。因为诸子皆降，能疏泄睾丸部气机。所以小儿小便后疼痛或睾丸痛，都可以用小柴胡汤加种子类药，能以子通子，也能入人体的下焦。有人生气后会膝盖痛，用小柴胡汤加牛膝、枣仁、当归，服用后，膝盖痛就缓解了大半。

今天跟你们分享一个方子，余老师视其为珍宝，就是"岔气散"。搬重物时腰扭伤、急刹车后胸肋隐痛或者吃饭太快后觉得胸闷不舒，都可以称为岔气。到医院检查也找不到原因，就用岔气散，服用1剂就会好。

柴胡五分，橘络、三七各一分，研末。方中柴胡行气，橘络通经络，三七活血。每次1勺。服用后不能受凉，并且还要多运动出汗。

今天就分享到这里，明天更精彩。

草药小贴士

柴胡，味苦，性微寒，归肝、胆经，有和解表里，疏肝升阳之功效，用于感冒发热、寒热往来、疟疾、肝郁气滞、胸肋胀痛、脱肛、子宫脱垂、月经不调。

(1) 治伤寒五、六日，中风，往来寒热，胸胁苦满，嘿嘿不欲食，心烦喜呕，或胸中烦而不呕，或渴，或腹中痛，或胁下痞硬，或心下悸、小便不利，或不渴、身有微热，或咳者：柴胡半斤、黄芩、人参、甘草（炙）、生姜（切）各三两，半夏（洗）半升，大枣（擘）十二枚。上七味，以水一斗二升，煮取六升，去滓，再煎取三升，温服一升，日三服。

(2) 治邪入经络，体瘦肌热，推陈致新；解利伤寒、时疾、中暍、伏暑：柴胡（洗，去苗）四两，甘草（炙）一两。上细末。每服二钱，水一盏，同煎至八分，食后热服。

(3) 治外感风寒，发热憎寒，头疼身痛；疟疾初起：柴胡一至三钱，防风、甘草各一钱，陈皮一钱半，芍药二钱，生姜三五片。水一钟半，煎七八分，热服。

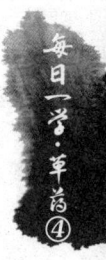

(4)治肝气，左胁痛：柴胡、陈皮各一钱二分，赤芍、枳壳、醋炒香附各一钱，炙草五分。

(5)治肝经郁火，内伤胁痛：柴胡、黄芩、山栀、青皮、白芍、枳壳。

(6)治血虚劳倦，五心烦热，肢体疼痛，头目昏重，心忪颊赤，口燥咽干，发热盗汗，减食嗜卧，及血热相搏，月水不调，脐腹胀痛，寒热如疟；又疗室女血弱阴虚，荣卫不和，痰嗽潮热，肌体羸瘦，渐成骨蒸：甘草（炙微赤）半两，当归（去苗，锉，微炒）、茯苓（去皮，白者）、白芍药、白术、柴胡（去苗）各一两。上为粗末。每服二钱，水一大盏，煨生姜一块切破，薄荷少许，同煎至七分，去渣热服，不拘时候。

(7)治盗汗往来寒热：柴胡（去苗）、胡黄连等分，为末，炼蜜和膏，丸鸡头子大。每一二丸，用酒少许化开，入水五分，重汤煮二三十沸，放温服，无时。

(8)治荣卫不顺，体热盗汗，筋骨疼痛，多困少力，饮食进退：柴胡、鳖甲各二两，甘草、知母各一两，秦艽一两半。上五味杵为末。每服二钱，水八分，枣二枚，煎六分，热服。

(9)治黄疸：柴胡（去苗）一两，甘草一分。上药细锉作一剂，以水一碗，白茅根一握，同煎至七分，绞去渣，任意时时服，一日尽。

(10)治肝黄：柴胡（去苗）一两，甘草（炙微赤，锉）、决明子、车前子、羚羊角屑各半两。上药捣筛为散。每服三钱，以水一中盏，煎至五分，去滓，不计时候温服。

(11)治积热下痢：柴胡、黄芩等分。半酒半水，煎七分，浸冷，空心服之。

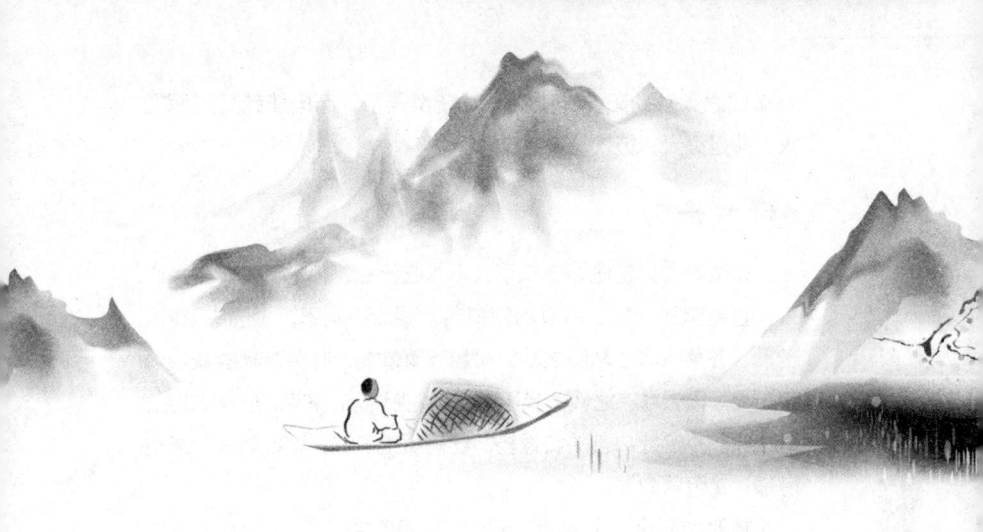

第98日
桂枝

11月2日 晴 湖心亭公园

昨天"每日一学·草药"讲到柴胡,它不仅可以解表,也能疏肝解郁,还能升阳举陷,治疗脱肛、胃下垂、乳房下垂、子宫下垂等疾病。

胃下垂

珍仔围有一位胃下垂的老人,口中泛清水,浑身无力,我用补中益气汤,黄芪用80克,柴胡用5克,服用7剂药,就觉得可以正常吃饭了。

老年人不欲食,多为胃肠动力不足难以消化,而不是食积,所以不能用木香、山楂,而要用补中益气汤补气,以提高胃肠动力。"元气胜谷气则化",意思是说元气胜过水谷之气就能消化。常年腹泻、神疲乏力的患者,我就用补中益气汤加肉桂,肉桂可补命门之火以助阳。补中益气汤就像柴草，而肉桂就是下面的火，柴足火大，饭就能熟透。

口苦

有位老人口苦已经3年了，不管吃什么，都觉得苦。苦是心火，也是胆汁泛胃。所以治疗口苦，要清心利胆。食物中茶叶、苦瓜、芥菜有清心利胆之功。可用芥菜炒姜，芥菜苦降能减轻口苦，姜可以去寒凉之性。我用柴胡、龙胆草各10克，牡蛎20克，这3味药是治疗口苦的特效药。牡蛎质重下沉，可以降火；柴胡解郁；龙胆草清火。

其他如肝炎、胆囊炎、胆结石、脂肪肝、胃炎或心火上炎等，只要觉得口苦口干，就能用这3味药，也可以用小柴胡汤加牡蛎、龙胆草，服用3剂，症状就会消掉。

头痛

肝气郁结，导致头痛，用柴胡配川芎。

柴胡秉少阳之气，春天最先破土而出，少阳清气很充足。所以头部有疾病的人要多吃蔬菜的苗尖，如南瓜苗、豌豆苗、豆芽苗等。因为植物有顶端优势，所有能量都汇聚到苗尖，取类比象。人吃了以后，气血就会通到大脑，能清利大脑，也能提高记忆力。所以多吃苗尖样的蔬菜，可以延缓健忘、头晕头痛及老年痴呆等的发生。

胸闷

肝气郁结于胸肋部，要用柴胡配枳壳、桔梗。

我治疗过好多例生气后胸闷加重的患者，在辨证方中加柴胡、桔梗，屡用屡效。一般服用1剂就会觉得很开心，睡眠也好了，最重要的是，服用行气药就会肠道排气，也就是推陈出新。

以前有一位心脏病患者，关脉郁结，那一定是气结在肝、撑胀在胃，而致肝胃不和。我用柴胡配枳壳疏肝降胃，也就是柴胡疏肝散。1剂后，患者觉得心慌、心跳的现象没有了。服用3剂后就不失眠了。

胆结石

胆结石患者，绞痛剧烈，嘴唇乌暗。我说，海鲜、鸡蛋、牛奶、肉类都要少吃，然后用大柴胡汤，加郁金、香附。郁金、香附能疏利肝胆。

研究发现，郁金、香附和木香有拓宽胆道之力，能使胆管活跃，排出胆管里的浊液。所以胆道狭窄且有沙石积滞，就用大柴胡汤，柴胡向上向外推陈出新，大黄向下向内推陈出新，再加木香和香附拓宽胆道。服用后再去检查，结石已经消掉了，至今没有再发作。

因此凡是肝胆堵塞后肋胀满痛、口苦口干，生气或饱食后加重，就用大柴胡汤加香附、郁金、木香，效果非常好。

颈部僵硬

有人生气会出现颈僵，乃肝气郁结在颈背部。用柴胡配葛根、丹参、川芎，解表能疏松肌肉，因为汗出一身轻，肠通一身劲。所以有些人觉得压力大，就先服用小柴胡汤，再去运动出汗，压力就能变小。有些人久坐在房间里觉得胸闷气短，就用小柴胡汤配姜枣茶，服用后再去小跑出汗，就能缓解症状。

胃痛

有些人生气后出现胃胀、胃痛，此为肝气郁结在肠胃。人生气时脉象处于拘急状态，而甘苦急，急伤肝，肝属木，木克土。有句话叫：木克土胃发堵，饮食不化变毒物，再好营养也胀肚。意思是人生气后，肝气犯胃，胃气堵塞，食物不能被消化，就会变成毒物，再好的营养也会腹胀。

胃溃疡

有一位患者胃溃疡4年，即使他已经戒酒，但还是经常胃胀、胃痛，生气、疲劳、饱食或天气变化都会胃痛。治以疏肝解郁，用四逆散加木香、郁金、陈皮、麦芽。木香、郁金就是颠倒木金丸，陈皮、麦芽，老人服用有助于消化；小儿服用就不会厌食、挑食；中年人服用既能解郁，又能解饱、解腻。

我觉得上好的素食馆，就应该配有上好的消化茶。我去过广州大佛寺的素食馆，那里很有名，吃完饭还要喝1杯大麦茶，刚走出门口就想再吃一顿，因为麦芽能疏肝解郁，让人开心开胃。

因此我在方中一般都会加陈皮和麦芽，麦芽疏肝解郁，陈皮开胃。麦芽配陈皮，再加姜枣煮水给孩子喝，可以强壮身体。陈皮开胃，麦芽开心，想要睡眠好就用枣仁，也可以用葛根放松经脉，都能帮助入睡。

严重的胃溃疡要治肝胆，因为绝大部分都是急性子。

有一个实验很有趣，把2只老鼠分别关到2个笼子里，吃同样的食物，但是在吃饭时一直用棍子干扰其中1只老鼠，让它焦虑紧张，结果几天后检查发现，这只老鼠得了胃溃疡，另1只老鼠很正常。所以安静进食身无病，着急吃饭胃溃疡。

现在胃病的人太多了，着急吃饭就会得胃病。所以养胃要记住5点，即少、慢、淡、软、暖。

柴胡可以解表退热。

大学时我的老师经常用柴胡桂枝汤，我就问老师为什么。老师说现代人有2个特点，一是不开心，就用小柴胡汤；二是在空调房里受寒日久，而且很少晒太阳，要用桂枝汤制阳光消阴寒。两方搭配专治郁闷、受寒、久坐不动之人，服用后可以出汗，人会觉得很轻松，也就是解表一身松。这就是八法中的汗法。

我室友考研时受凉，我说，先服用1剂柴胡桂枝汤试试。喝了1剂药，就好了。他说以前感冒要7～8日才好，这次1剂药就好了。这是因为早发现，早治疗。早治疗就用1剂药，晚治疗可能会用 10 剂药。所以中医治病要治其未萌，也有人说中医治小病，治好小病就没有大病了。

今天要讲的这味药是张仲景最喜欢的药物，它能解肌和营卫，也能化气调阴阳，它就是桂枝，味辛甘，辛甘发散为阳。

风寒感冒

风寒感冒流清涕时，喝一碗桂枝水，鼻涕就不流了。

有个小孩一直流清鼻涕，尤其是天气冷时特别严重，只能用纸团塞到鼻孔里，这才流不下来。我说，必须要升阳化气，才能止鼻涕。用桂枝汤加玉屏风散，3 剂药就好了。

上肢痹痛

桂枝能温通经脉。

手部的经脉痹痛用桂枝汤加葛根、丹参、川芎，一般服用 1 剂，就会觉得好很多。上次有个小伙子熬夜疲劳后吹空调，导致颈部僵硬，不能低头。用桂枝汤加葛根、丹参、川芎，服用 3 剂就好了，落枕的疼痛也解除了。

所以我体会到桂枝配合葛根、丹参、川芎可以治疗落枕、颈椎病、肩周炎，因为它能使整个上半身的筋脉松弛。

阳气充足时，人就柔软。一个人的脾气很顽固，那就是阳气不足的表现。《黄帝内经》讲："阳气者，精则养神，柔则养筋。"

运动或者做瑜伽时，身体僵硬、不能劈叉或盘腿，就可以用桂枝加葛根、丹参、川芎，喝下去就能柔软许多。因为阳气充足，经脉会变柔软，但这个方法只能维持几天，如果不坚持练习，很快就会变回原样。所以桂枝温阳后，经脉会变长变软，筋长一寸寿延十年。如果筋脉一直保持柔软和冗长，就能延长寿命。

腹痛

桂枝还能温暖腹部，温经汤中就有桂枝。

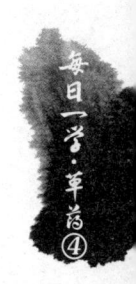

妇人进食生冷后腹痛，就用温经汤，1剂药就不痛了。饮凉后痛经，可以在月经前3天服用温经汤，就不会痛经。连续用3个月就会好。

心脏病

桂枝能通阳化气。

心脏病患者脉律不稳，脉结代，心动悸，因为阳气不足，用桂枝加甘草，甘草缓急止痛，桂枝温通心阳，桂甘辛甘化阳，服用1次就好了。

有一位老人有心脏病，之前做过搭桥手术，也吃过救心丸。刚开始有效，时间久了就不管用了，总觉得心慌。我说，你用桂枝和甘草泡水喝。服用后就好了，他说这个方比救心丸还管用。救心丸是疏通管道，而桂枝、甘草是扩张管道。

上次有位心脏病的患者，他一旦有伤口就很难愈合，这是因为心脏气血不足，难以修复伤口。我让他受伤后喝暖心阳、补脾胃的桂枝汤，它会把营养运送到伤口周围，帮助修复。此外还要配合晒太阳。

今天就分享到这里，明天更精彩。

草药小贴士

桂枝，味辛甘，性温，归膀胱、心、肺经，能散寒解表，温通经脉，通阳化气。适用于风寒表证、寒湿痹痛、四肢厥冷、经闭腹痛、癥瘕结块、胸痹心悸、小便不利等。

(1) 治太阳中风，阳浮而阴弱，阳浮者，热自发，阴弱者，汗自出，啬啬恶寒，渐渐恶风，翕翕发热，鼻鸣干呕者：桂枝（去皮）、芍药、生姜（切）各三两，甘草（炙）二两，大枣（擘）十二枚。上五味，㕮咀三味，以水七升，微火煮取三升，去滓，适寒温，服一升；服已须臾，啜热稀粥一升余，以助药力，温覆令一时许，遍身漐漐微似有汗者益佳。

(2) 治伤寒八九日，风湿相搏，身体疼烦，不能自转侧，不呕不渴，脉浮虚而涩者：桂枝（去皮）四两，附子（炮，去皮，破）三枚，生姜（切）三两，大枣（擘）十二枚，甘草（炙）二两。上五味，以水六升，煮取二升，去滓，分温三服。

(3) 治诸肢节疼痛，身体尪羸，脚肿如脱，头眩短气，温温欲吐：桂枝、知母、防风各四两，芍药三两，甘草、麻黄各二两，生姜、白术各五两，附子（炮）一枚。上九味，以水七升，煮取二升，温服七合，日三服。

(4) 治心中痞，诸逆，心悬痛：桂枝、生姜各三两，枳实五枚。上三味，以水六升，煮取三升，分温三服。

(5) 治伤寒发汗后，其人脐下悸者，欲作奔豚：茯苓半斤，桂枝（去皮）四两，甘草（炙）二两，大枣（擘）十五枚。上四味，以甘澜水一斗，先煮茯苓，减二升；纳诸药，煮取三升，去滓，温服一升，日三服。

(6) 治血痹阴阳俱微，寸口关上微，尺中小紧，外证身体不仁，如风痹状：黄芪、芍药、桂枝各三两，生姜六两，大枣十二枚。上五味，以水六升，煮取二升，温服七合，日三服。

(7) 治失精家少腹弦急，阴头寒，目眩，发落，脉极虚，芤迟，为清谷亡血失精，脉得诸芤动微紧：桂枝、芍药、生姜、龙骨、牡蛎各三两，甘草二两，大枣十二枚。上七味，以水七升，煮取三升，分温三服。

(8) 治虚劳里急悸衄，腹中痛，梦失精，四肢酸疼，手足烦热，咽干口燥：桂枝（去皮）、生姜各三两，甘草（炙）二两，大枣十二枚，芍药六两，胶饴一升。上六味，以水

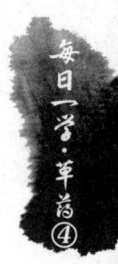

七升，煮取三升，去滓，内胶饴，更上微火消解，温服一升，日三服。

(9) 治妇人宿有癥病，经断未及三月而得漏下不止，胎动在脐上者，为癥痼害，妊娠六月动者，前三月经水利时，胎也。下血者，后断三月，衃也。所以血不止者，其癥不去故也，当下其癥：桂枝、茯苓、牡丹（去心）、桃仁（去皮、尖，熬）、芍药各等分。上五味，末之，炼蜜和丸如兔屎大。每日食前服一丸，不知，加至三丸。

第99日
火麻仁

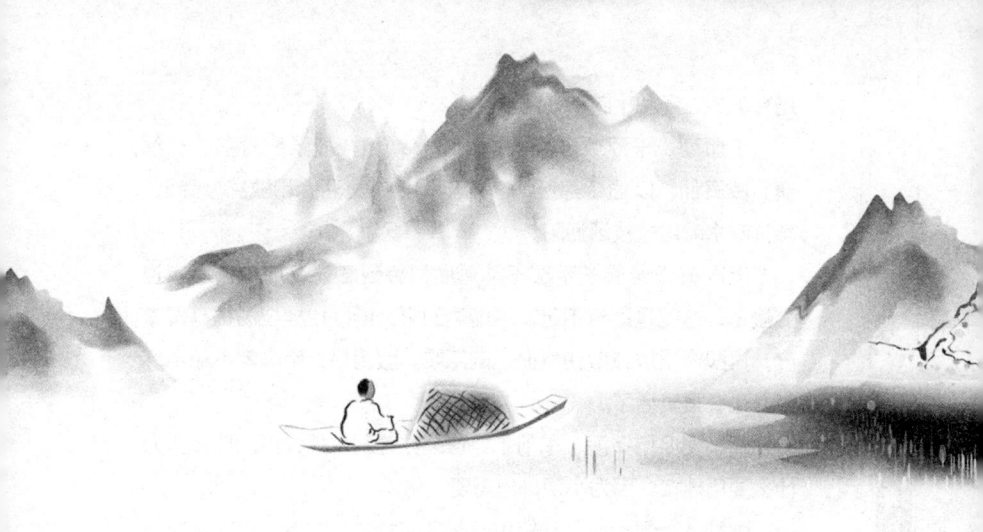

11月3日 晴 湖心亭公园

　　昨天"每日一学·草药"讲到了桂枝。

　　桂枝其用之道有六，一曰和营，二曰通阳，三曰利水，四曰下气，五曰行瘀，六曰补中。

　　我们经常看到孩子流鼻涕，涕清量多。《黄帝内经》称之为阳不固阴，用桂枝汤调营和卫，让营血充满，卫气强悍，再配合玉屏风散治疗小儿体虚流鼻涕，效果非常好。

　　一位妇人从高空掉落后瘫痪了，肌肉萎缩、麻木冰凉。气血不通，局部就会冷。医生先用补阳还五汤，发现患者的左手臂还是冰凉。他想到桂枝能通阳，尤其能通手臂的阳气，就加桂枝15克，连服1个月，手臂就能活动，也有力量提东西，萎缩的肌肉也重新长回去了。

　　所以中风偏瘫后手部萎缩就用补阳还五汤加桂枝，脚部萎缩用补阳还五汤加牛膝、杜仲。

手僵硬、干涩或者反应不灵敏，就用桂枝汤配丹参、石菖蒲、威灵仙，以通手部经络。老年人手部灵活度和敏感度降低，感觉麻木就用桂枝汤通阳。

上次有个老爷子手部不能弯曲，每到冬天就加重，反应也变慢了，这就是阳气不足，不能达四末。所以用桂枝汤提高灵敏度，再配合玉屏风散使气血达到四肢。服用后，手脚就不凉不麻了，也变得灵活了。

利小便要用泽泻、车前子、薏苡仁等利水药，再加桂枝。为什么要用桂枝？因为小便排出需要气化。

脚肿，小便量少，我们用五苓散加黄芪、党参，也就是参芪五苓散。服用7剂，补足阳气，膀胱得以气化，排尿量增多，脚肿就能消退。其中陈皮、麦芽健脾和卫。《黄帝内经》记载："膀胱者，州都之官，津液藏焉，气化则膀胱出矣。"膀胱气化，津液就可以跑出来。

桂枝能让浊气往下走。

心脏病患者，痰浊壅塞心胸，心慌胸闷，用苓桂术甘汤。

前几天有位耳鸣的患者，我说，心寄窍于耳，你的耳鸣是由胸中痰饮影响到心脏导致的。所以用苓桂术甘汤合四逆散，四逆散疏肝解郁通耳窍，苓桂术甘汤能温阳化饮排浊阴。3剂后就好了。这是因为桂枝、甘草制阳光，茯苓、白术健脾利水湿。所以凡是患者耳鸣头晕、舌苔滑，乃水气布满胸前，就用苓桂术甘汤。

桂枝可以行瘀血。朱良春老先生擅长治心脏病，每遇心脏病、心胸憋闷甚至高血压的患者，朱老就用黄芪、党参强心；丹参、川芎通血脉；益母草利水，以减轻心脏压力；再配桂枝行瘀。血遇寒则凝，得温则行，阳气充足，瘀血就会融化。所以用这几味药治疗心脏病、冠心病、风湿性心脏病，效果都很理想。

桂枝能补中焦。补中益气汤加桂枝，能使脾心肺的功能增强。

今天要讲的这味草药特别宝贵，好多长寿老人都用它煮粥吃。它就是火麻仁，凡仁皆润，所以它能润五脏六腑之燥，可以治疗年老体弱久病以及妇人产后的便秘，阴虚、血虚、津虚、气虚的便秘都可以用它。

肠道有津液，排便就放松。而粥能养百病，在粥里可以放一些仁类，如松子仁、核桃仁，但不要太多，因为仁类药的能量很足。肠道干燥、大便堵胀、心胸慌闷用火麻仁、郁李仁、杏仁这些仁类药，大便就像加了润滑油一样。

麻仁粥加山药、陈皮能治皮肤干燥。我们只知道陈皮能够助消化，但其实它是果子的外皮，以皮引皮。所以皮肤干燥用火麻仁、山药熬粥加陈皮，这里陈皮是引药，而不是健脾消食药。五皮饮可治皮肤浮肿即为此用。

🍃 干眼症

有一位村民眼睛干痒，我说，你可以服用一些滋润的药，如枸杞子、菊花、火麻仁、山药之类，像冬天可以吃山药。所以用引眼部药加麻仁、山药，就可以润眼。

🍃 干鼻症

放化疗后咽干口燥，鼻子也干燥，用火麻仁配辛夷花。火麻仁能润六腑燥坚，辛夷花引药到鼻窍；辛夷上开窍于肺，火麻仁下润于大肠，肺与大肠相表里，所以服用后，就会觉得鼻窍中有津液生出。

🍃 咽部干燥

中风偏瘫的患者吞咽不利，大便2～3日一行。下面不通畅，津液就不能上乘，用麻子仁丸通大便，里面的仁类药也能润胸肺。吃完后大便通，吞咽也正常了。

叶天士治疗中风偏瘫的老人时经常用火麻仁，火麻仁煮水或研末后炼蜜成丸，效果都很好。它能够滋阴养液，也能润肠通便，这些都有道理，但最重要的是中风偏瘫的老人久坐久卧，从咽喉到肛门的消化道蠕动能力变差。用火麻仁就能增强蠕动力，以保持中风者二便通畅，这是防止偏瘫进一步恶化的关键。

《本草纲目》中关于火麻仁的记载有：补中益气，久服肥健不老。肥健不老，就是令瘦者变壮，令老者年轻。

中国传统道家讲："想要长生，肠中常清，想要不死，肠中无渣滓。"古人治病以通利胱肠为捷径，当碰到各类疾病，不知该用什么方法时，就要让患者的二便保持畅通，给邪以出路，临床疗效也会很好。

今天分享到这里，明天更精彩。

草药小贴士

火麻仁，味甘，性平，归脾、胃、大肠经。能润燥，滑肠，通淋，活血。用于治疗肠燥便秘，消渴，热淋，风痹，痢疾，月经不调，疥疮，癣癞等。

(1) 治伤寒趺阳脉浮而涩，浮则胃气强，涩则小便数，浮涩相搏，大便则硬，其脾为约：麻子仁二升，芍药、枳实（炙）各半斤，大黄（去皮）一斤，厚朴（炙，去皮）一尺，杏仁（去皮、炙、熬，别作脂）一升。上六味，蜜和丸，如梧桐子大。饮服十丸，日三服，渐加，以知为度。

(2) 治大便不通：研麻子，以米杂为粥食之。

(3) 治虚劳，下焦虚热，骨节烦疼，肌肉急，小便不利，大便数少，口燥少气：大麻仁五合，研，水二升，煮去半分，服。

(4) 治产后郁冒多汗，便秘：紫苏子、大麻仁各半合，净洗，研极细，用水再研，取汁一盏，分二次煮粥喂之。此粥不唯产后可服，大抵老人、诸虚人风秘，皆得力。

(5) 治大渴，日食数斗，小便赤涩者：麻子一升，水三升，煮三、四沸，取汁饮之。

(6) 治五淋，小便赤少，茎中疼痛：冬麻子一升，杵研，滤取汁二升，和米三合，煮粥，着葱、椒及熟煮，空心服之。

(7) 治脚气肿渴：大麻子熬令香，和水研，取一大升，别以三大升水煮一大升赤小豆，取一升汁，即纳麻汁，更煎三、五沸，渴即饮之，冷热任取，饥时啖豆亦佳。

(8) 治风水腹大，脐腰重痛，不可转动：冬麻子半升，碎，水研滤取汁，米二合，以麻子汁煮作稀粥，着葱、椒、姜、豉，空心食之。

(9) 治骨髓风毒疼痛，不可运动者：火麻仁水中浸取沉者一大升，漉出曝干，炒，待香热，即入木臼捣极细如白粉，平分为十帖。每用一帖，取无灰酒一大瓷汤碗研麻粉，旋滤取白酒，直令麻粉尽，余壳即去之，都合酒一处，煎取一半，待冷热得所，空腹顿服，日服一帖。

(10) 治白痢：麻子汁，煮取绿豆，空腹饱服。

(11) 治小儿赤白痢，体弱不堪，因重者：麻子一合，炒令香熟，末服一钱匕，蜜、浆水和服。

(12) 治妇人月水不利，或至两三月、半年、一年不通者：桃仁二升，麻子仁二升，合捣，酒一斗，渍一宿，服一升，日三夜一。

(13) 治产后血不去：麻子五升，捣，以酒一斗渍一宿，明旦去滓，温服一升，先食服，不瘥，夜服一升。忌房事一月，将养如初产法。

(14) 治妊娠损动后腹痛：冬麻子一升，杵碎熬，以水二斗，煮取汁，热沸，分为三、四服。

(15) 治寸白虫：吴茱萸细根（熟捣）一把，大麻子（熬，捣末）三升。上二味，以水三升和捣取汁，旦顿服之，至

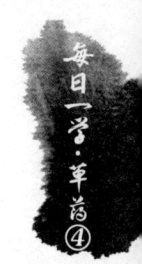

巳时，与好食令饱，须臾虫出，不瘥，明日更合服之，不瘥，三日服。

(16) 治呕逆：麻仁三合，熬，捣，以水研取汁，着少盐吃。

(17) 治小儿头面疮疥：麻子五升末之，以水和绞取汁，与蜜和敷之。

(18) 治小儿瘑疮：捣麻子敷之，日六、七度。

(19) 治金疮腹中瘀血：大麻子三升，大葱白二十枚。各捣令熟，着九升水，煮取一升半，顿服之。若血出不尽，腹中有脓血，更合服，当吐脓血耳。

(20) 治痈疽着手足肩背，忽发累累如赤豆，剥之汁出者：麻子熬作末，抹上良。

(21) 治赤流肿丹毒：捣大麻子水和敷之。

(22) 治汤火伤：火麻仁、黄柏、黄栀子，共研末，调猪脂涂。

(23) 治聤耳，脓水不止：麻子一合，花胭脂一分。都研为末，满耳塞药，以绵轻拥。

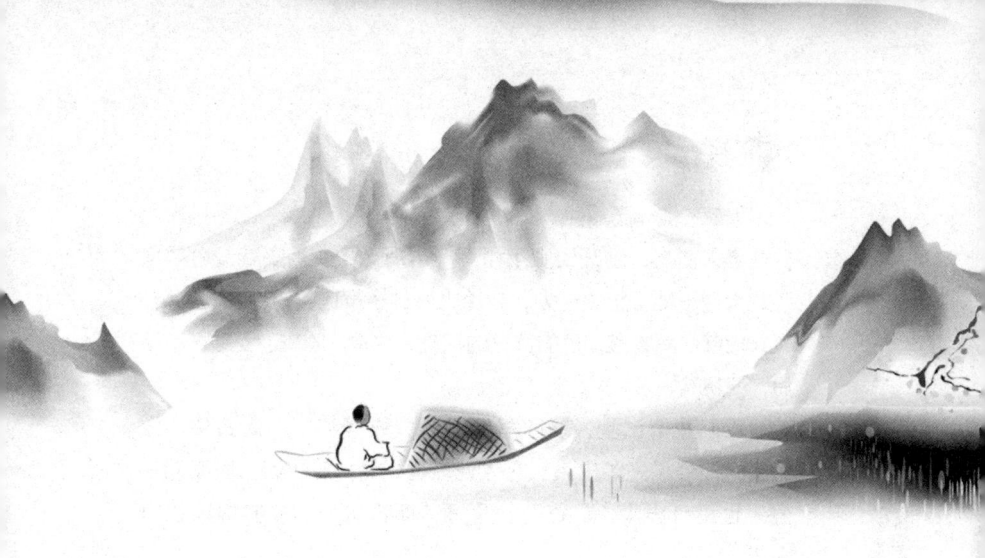

第100日
百合

11月4日 晴 湖心亭公园

昨天我们讲到了火麻仁，凡仁皆润，能润五脏六腑之燥。

皮肤瘙痒

火麻仁能治疗皮肤瘙痒。

痒六药，即威灵甘草石菖蒲，苦参麻仁何首乌，药末二钱酒一碗，浑身瘙痒一时除。上药研末，每次6克，合酒一饮而尽，瘙痒也随之而解。酒配苦参、麻仁、威灵仙能祛风湿通经络，石菖蒲入心窍，甘草解毒，何首乌养血止痒，治疗瘙痒的效果特别好。

一位阿姨四肢瘙痒多年，晚上睡觉时也痒，我就用痒六药加四逆散，服用3剂就好了，至今没有复发。

便秘

火麻仁能润肠通便。

老人便秘，刚开始服用番泻叶时有效果，后来就没有效果了。大便干结，脉象无力，我用火麻仁、黄芪各50克。黄芪补气，火麻仁润肠道，再加行气的枳壳、木香、陈皮、麦芽，服用后，便秘就好了。

我们做个试验，纸筒里面放一只蚱蜢和一只大青虫，你们猜，谁会最先跳出来？有人说，是蚱蜢。但蚱蜢在里面蹦了很久也没有出来，最终死在里面，而青虫一直慢慢蠕动就出来了。

现在很多人都是急性子，着急就容易堵，大便燥急干结的人大多是急性子。所以有一个治疗大便秘结的神方，用火麻仁20克，皂角刺50克，煮水再兑蜂蜜。对于普通的便秘，能起到1剂效，2剂愈的作用，还能延年益寿。

凡刺都能开破，凡花都能抒发，胸闷、郁闷的人要用花类药，管道不通的人要用刺类药。所以用皂角刺和火麻仁可以治疗各类麻痹性肠梗阻、术后大便不通以及产后便秘。喝完药2～3小时就能听到肠道排气，肠道也就通畅了。火麻仁能润，皂角刺能通，蜂蜜能补，补润通三法并用，大便就通畅了。

常卧床者容易大便干结，如中风偏瘫和妇人产后。妇人产后便秘有2个原因，一是精血少，二是久卧导致肠道蠕动缓慢。苏子和火麻仁各30～50克煮水或熬粥，此粥不仅可以产后服用，老人体虚、放化疗后也可以服用，大便通畅，身安体壮。《药性赋》中记载："紫苏子兮降气涎"，它能降肺部，所以老年哮喘痰多者就可以喝苏子粥。而治疗大便秘结用苏子是因为肺与大肠相表里，降肺即通肠，一降一润，大肠就会通畅。

《肘后方》中提到，人老后面容枯干，短气消瘦用麻子仁煮粥，这是延年益寿药粥，适合体虚疲乏且大便干结的老年人。当时葛洪发现，好多老年人都是因为长期不运动导致大便不通而去世的。于是他提出用麻子仁煮粥能延年益寿。

还有一些人过度用脑，常常忧愁纠结，耗伤心血，以致心胸憋闷，大便不通，可以用愁肠百结来形容，这时要用麻子仁丸，以润六腑之燥结。

今天讲的这味新药是百合，它是咳嗽神药，也是妇科神药。

燥咳

百合可以治疗燥咳。

患者干咳带血，舌尖红少苔，属阴虚。我让他用百合、莲子煮汤喝，也可以代茶饮，一直喝到觉得口唇滋润为止。他用了10余日，就不咳血了，效果很好。注意如果舌苔水滑就不能用该方治疗。

皮肤瘙痒

老人在秋冬季容易皮肤瘙痒、干裂。中医学认为，肺主皮毛，想要补皮肤之水就要补肺水。秋冬季养颜要补肺肾，金水相生，皮毛就会润泽，所以用百合、山药、莲子、枸杞子、大枣煮水喝。它不仅可以润肺燥，还能润皮肤之燥。秋冬季的咽炎也可以服用。

有一位老人每到晚上就双脚瘙痒，用泡脚方也没有用，瘙痒时脚上长白色皮屑，平时大便也干燥。我让他用火麻仁、百合、杏仁、松子仁加陈皮。陈皮可以行气，还可以引药到皮肤。服用几剂后痒止便通。

百合病

妇人常悲观消极，以致精神失常，其实不是精神失常，而是津液不足，津液不足就会失控。

有一位女大学生在解剖课上看到尸体后被吓得去上厕所，结果摔倒在厕所里。家里人把她送到医院时，颈部抬不起来了，只能左右转动，也不想讲话，做事也没有热情，问她哪里不舒服，

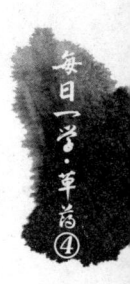

她也不讲，就给她用镇静药，整个人就很呆傻。医生摸她的脉象，跳得又急又快，舌象是舌红少苔，这是阴虚火旺之象。用百合汤，重用百合和知母各50~80克，1剂后，颈部就能抬起来了，2剂后，人就恢复正常了。

可见人津液枯燥后是没有表情的，滋润后就有表情。所以如果看到有人面无表情，那就是气血不足，缺乏滋润。现在很多人长期对着手机出现面具脸，那就是缺乏津液。可以用百合、知母、枸杞子、山药、莲子煮汤喝，津液滋润，脸上就有笑容了。

口干

有一位妇人口干、鼻干，难以吞咽食物，若继续发展有食管癌的风险。我就按照《食疗本草》中的古方，用百合100克，加蜂蜜30克，搅匀后蒸熟。每次含几片，用了4~5次，口就不干了，吞咽也顺畅了。所以遇到咽喉梗阻且大便不通的人，就服用百合蜜，它可以滋润肺、咽喉、口鼻以及皮肤，这是秋冬季养阴之上品。

胃痛

我以前很喜欢用北京焦树德老先生的四合汤，4个名方相配，通治各类胃痛，不管是气滞、血瘀、阴虚、寒凉或虚实夹杂或寒热并见的胃溃疡、胃痛，灵活加减都有很好的效果。

第一个是百合汤，有百合、乌药共2味药。百合润燥，乌药行气，专门治疗胃部干燥导致的局部堵塞疼痛。

第二个是失笑散，方用蒲黄、五灵脂以活血化瘀，可以治疗胃痛，尤其是局部刺痛。

第三个是良附丸，即高良和姜香附。高良姜暖胃，香附行气。喝凉饮导致的胃痛重用高良姜；生气导致的胃痛重用香附。

第四个是丹参饮，即丹参、檀香、砂仁。

有一位心绞痛患者，脉象提示中焦堵塞。我说，你是胃部堵塞引起的心脉痹结，要用丹参饮。丹参30克，檀香、砂仁（后下）各10克，服用1剂就好了。所以有好多心脏病其实是胃病。

上次有一位心脏病患者，马上要做心脏搭桥手术了，他的脉象提示胃不舒服，我把他的胃病治好后，结果他就不需要做手术了。所以丹参、檀香、砂仁专治胃心病。

还有很多小孩子的手臂上长火疮或毒火丹，又肿又痛又热，可以用百合研成粉末，再加白糖，敷在皮肤上就会好。

还有患者神经衰弱失眠，用百合、酸枣仁各15克，远志10克煎水，睡前服用，可减少烦躁，以助睡眠。

昨天有位患者说，曾老师，我最近脾气很大，想骂人。我说想骂人就是火旺，火旺容易伤阴。你用百合、知母、山药、枣仁煮水喝，可以滋阴降火。所以好多人火气大是因为阴液不足。就像秋冬季干燥容易起火，而春夏季干燥就不容易起火一样。

百合就讲到这里，至此算是一个小小的收官了，这100味药大家要仔细回忆。每天学1味药好像很少，但是每天坚持学就很多。

草药小贴士

百合，味甘，性微寒，归心、肺经。能润肺止咳，清心安神。用于治疗久嗽，咳唾痰血；热病后余热未清，虚烦惊悸，神志恍惚；脚气浮肿等。

(1) 治咳嗽不已，或痰中有血：款冬花、百合（焙，蒸）等分。上为细末，炼蜜为丸，如龙眼大。每服一丸，食后临卧细嚼，姜汤咽下，噙化尤佳。

(2) 治支气管扩张、咯血：百合、蛤粉各二两，白及四两，百部一两。共为细末，炼蜜为丸，每重二钱，每次一丸，日三次。

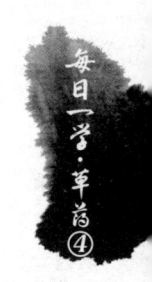

(3) 治肺病吐血：新百合捣汁，和水饮之，亦可煮食。

(4) 治背心前胸肺慕间热，咳嗽咽痛，咯血，恶寒，手大拇指循白肉际间上肩背至胸前如火烙：熟地黄、生地黄、归身各三钱，白芍、甘草各一钱，桔梗、玄参各八分，贝母、麦冬、百合各钱半。如咳嗽，初一、二服，加五味子二十粒。

(5) 治肺脏壅热烦闷：新百合四两，用蜜半盏，拌和百合，蒸令软，时时含如枣大，咽津。

(6) 治百合病发汗后者：百合（擘）七枚，知母（切）三两。上先以水洗百合，渍一宿，当白沫出，去其水，更以泉水二升，煎取一升，去渣；别以泉水二升煎知母，取一升，去渣后，合和煎取一升五合，分温再服。

(7) 治百合病吐之后者：百合（擘）七枚，鸡子黄一枚。上先以水洗百合，渍一宿，当白沫出，去其水，更以泉水二升，煎取一升，去渣，内鸡子黄，搅匀，煎五分，温服。

(8) 治百合病下之后者：百合（擘）七枚，滑石（碎，绵裹）三两，代赭石如弹丸大（碎，绵裹）一枚。上先以水洗百合，渍一宿，当白沫出，去其水，更以泉水二升，煎取一升，去渣；别以泉水二升煎滑石、代赭取一升，去渣后，合和重煎，取一升五合，分温服。

(9) 治百合病不经吐下发汗，病形如初者：百合（擘）七枚，生地黄汁一升。上先以水洗百合，渍一宿，当白沫出，去其水，更以泉水二升煎取一升，去渣，内地黄汁煎取一升五合，分温再服，中病勿更服，大便当如漆。

(10) 治百合病变发热者：百合（炙）一两，滑石三两。上为散，饮服方寸匕，日三服，当微利者止服，热则除。

(11) 治神经衰弱，心烦失眠，百合、酸枣仁各五钱，远志三钱。水煎服。

(12) 治肺痈：白花百合，或煮或蒸，频食。拌蜜蒸更好。

(13) 治疮肿不穿：野百合同盐捣泥敷之良。

(14) 治天疱湿疮：生百合捣涂，一、二日即安。

(15) 治耳聋、耳痛：干百合为末，温水服二钱，日二服。

(16) 鲜百合汁：鲜百合三个，取汁用温开水冲服，早晚各一次，可治肺结核之咯血，慢性支气管炎伴有肺气肿。

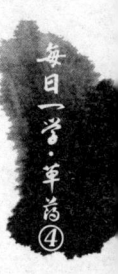

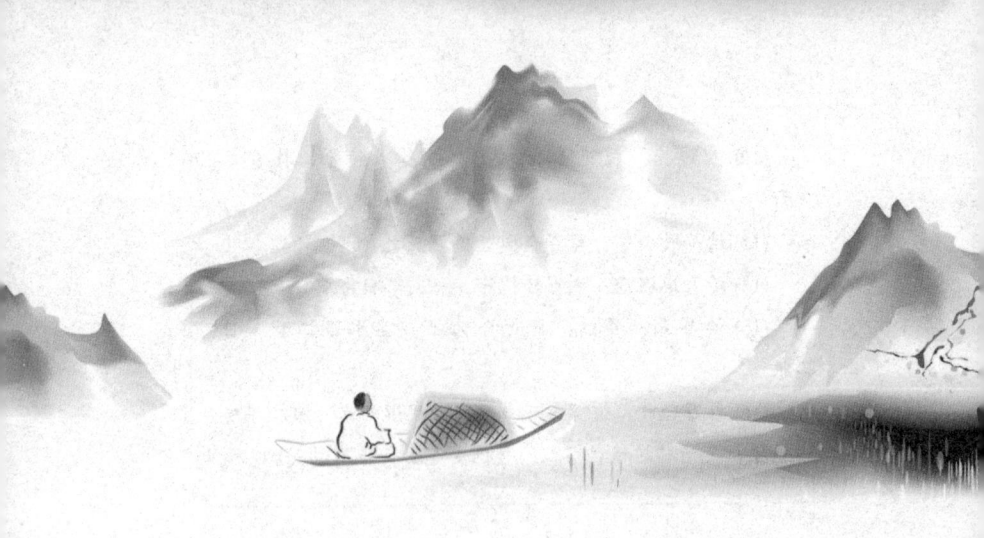

方药集锦

❀ 宫颈糜烂、带下黄臭浊
土茯苓配败酱草、薏苡仁。

❀ 痰湿头痛
半夏、白术、天麻、土茯苓。

❀ 催乳素瘤
土茯苓、生麦芽、炒麦芽各60克。

❀ 咽炎
土茯苓80克，金银花20克，威灵仙10克。

❀ 梅毒
土茯苓50克，水酒各半浓煎。

❀ 风湿关节痛，久败疮
土茯苓、五指毛桃、黄芪煲汤。

咳嗽

黄痰用四君子加鱼腥草、金荞麦、贝母。

清痰用四君子加干姜、细辛、五味子。

咽炎初起

鱼腥草捣汁饮。

疮痈

鱼腥草捣烂外敷。

尿赤痛

鱼腥草、车前草各1把。

痔疮

鱼腥草捣汁加蜂蜜，再配合步行7000米。

阴道瘙痒

鱼腥草煎水外洗。

鼻涕黄浊

苍耳子、辛夷花、白芷、薄荷、鱼腥草、金荞麦。

背疮

鱼腥草研末，蜂蜜调和，外敷。

头汗

五味子、枣仁、麦冬、生地黄。

汗多

黄芪、当归、五味子、桑叶。

肾泻

五味子、吴茱萸研末。

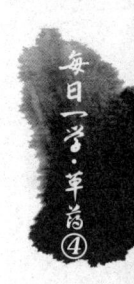

黄昏咳

五味子 30~50 克。

失眠、自汗、盗汗

五味子配茯神。

夜尿频多

五味子配覆盆子。

夏日气喘疲累

用生脉饮,即人参、麦冬、五味子。

骨质疏松

五味子糖浆,配合适当的负重锻炼。

不孕不育

男性用五子衍宗丸,女性用乌鸡白凤丸。

气血弱

枣仁、丹参、五味子各 10 克。

老人秋冬咳

麦味地黄丸。

和胃气三药

木香、陈皮、麦芽。

胸三药

枳壳、桔梗、木香。

胸闷

木香、三七、丹参。

疏肝气

木香、郁金、香附。

❀ 健脾气

六君子加木香、砂仁。

❀ 暖肾气

天台乌药散。

❀ 开胃气

木香、山楂、鸡矢藤。

❀ 温寒气

木香、干姜。

❀ 眼睛发红

木香、大黄、桑叶。

❀ 鼻塞

木香、苍耳子、辛夷花。

❀ 食积腹泻

木香、黄连。

❀ 腹胀

木香顺气丸。

❀ 胸膈气堵

木香、肉桂研末，水煎服。

❀ 胃气上逆

木香、青皮研末，水煎服。

❀ 脾胃气滞

虚者，四君子加木香。
实者，二陈汤加木香。

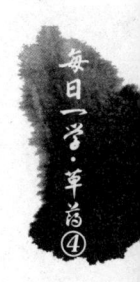

胃痛散

延胡索、木香。

腹痛

木香、乳香、没药。

顽固痛经

四逆散加木香、乌药、乳香、没药。

食伤、忧伤

木香、枳实。

小儿肠积气滞

木香、砂仁、枳实、竹茹。

冷饮入胃

木香、干姜、川椒。

便秘、胸闷

四逆散加木香、枳壳、大黄。

慢性阑尾炎

四逆散加木香、黄连、败酱草、红藤。

疳积

木香、牵牛子捣末为丸。

水土不服

木香、藿香、佩兰。

胆绞痛

木香、姜黄研末为丸。

睾丸隐痛

川楝子10克，小茴香、吴茱萸各5克，木香8克。

腹胀（虚中夹实）

木香、槟榔、山药、莲子。

脂肪肝

金银花、制首乌、木香、香附。

小便不利

木香、沉香研末煎汤代水，纳陈皮茯苓汤。

水肿

五苓散加木香、川芎。

乳腺增生

普通者，用陈皮、橘叶。
结块较硬，用木香、三棱、莪术。

痈疮不破

半夏捣烂外敷可破口，再用木香、槟榔、黄连研末外敷，加快愈合。

狐臭

木香醋泡擦腋下，忌肉食。

急性腰扭伤

木香、川芎等分研末，黄酒冲服。

尿结石

单味金钱草重用。

肾结石

四逆散加金钱草、海金沙、郁金、黄芪、党参。

退黄浊三药

金钱草、茵陈、栀子，体虚加党参、黄芪。

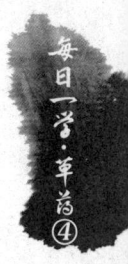

胆结石

金钱草、郁金、木香；或威灵仙60克，水煎服，小口慢饮。

尿路结石

威灵仙30克，金钱草、桃仁、枳壳各15克。

长期便秘

重用生白术50~80克，加紫菀。

兼咳嗽者，加紫菀。

兼筋骨痛者，加鸡血藤。

兼食欲不佳，运动量少，加白术。

兼口干、口苦、口臭，加大黄、番泻叶。

中风便秘

生白术60克，威灵仙5克。

气虚便秘

火麻仁、黄芪、枳壳、木香、陈皮、麦芽。

便秘神方

火麻仁20克，皂角刺50克，水煎，加蜂蜜调服。

产后便秘

苏子、火麻仁各30~50克，煎汤代水煮粥。

年老便秘

黄芪、枳实、威灵仙；或肉苁蓉、当归、火麻仁炼蜜为丸。

失眠便秘

四逆散加枣仁、柏子仁，火麻仁。

肠燥便秘

肉苁蓉30~50克，水煎服。

- 鼻窦炎（鼻涕浓稠）

    苍耳子散，加败酱草重用。

- 顽痰

    四君子加干姜、细辛、五味子。

- 胬肉攀睛

    单味菊花重用浓煎。

- 烂疮不收口

    金银花、黄芪。

- 气血三药

    黄芪、当归、鸡血藤。

- 重症肌无力

    重用鸡血藤熬膏。

- 湿疹瘙痒

    百部、苦参各 30～50 克煎水，浓煎可外洗，淡煎可内服。

- 淋巴结结核

    猫爪草、牡蛎。

- 经期头痛

    单味川牛膝重用。

- 黄疸转黑疸

    单味蒲公英重用。

- 疮痈肿毒初起

    单味香附重用。

- 胆囊炎急性发作

    木香、郁金重用。

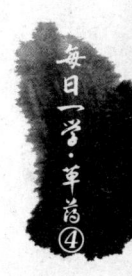

❀ 头痛
单味延胡索重用。

❀ 痛风
单味土茯苓重用。

❀ 发育迟缓
六味地黄丸加桑寄生。

❀ 耳鸣、头晕目眩
单味石菖蒲重用。

❀ 骨质疏松
每日嚼服枸杞子30~50克。

❀ 荨麻疹
四物汤加威灵仙、甘草、石菖蒲、苦参各10克,火麻仁、制首乌各20克。

❀ 血热荨麻疹
紫草、旱莲草、茜草各30~50克。

❀ 鼻子长疗
菊花80克,煮水代茶饮。

❀ 急性尿道炎
单味车前子重用。

❀ 水湿脱发
茯苓研末,水冲服。

❀ 眼皮肿、脚肿
党参、茯苓、泽泻、黄芪、川芎、益母草。

肥胖

茯苓、泽泻、生姜。

小儿多动

四君子加枣仁。

口腔溃疡难愈

四君子汤,重用炙甘草 30 克。

遗精、白带

茯苓研末,每次 3~6 克,白米汤服用。

老人尿频

山药、茯苓,煮粥服用。

小儿腹泻

山药、白术、茯苓,水煎服。

高血压、高血糖、高血脂

茯苓重用 30~50 克。

黑斑

茯苓研末,白蜜调,外敷。

小儿流涎

茯苓、白术各 10 克,研末水煎服加冰糖。

健忘

茯苓、丹参、三七粉。

痰饮

茯苓、桂枝、白术、甘草。

梦恶鬼

四逆散加苓桂术甘汤。

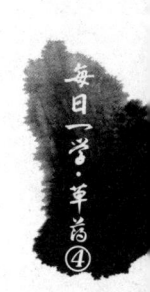

❀ 寒痰凝肩

四君子、四逆散加桂枝、威灵仙。

❀ 多汗心慌

党参、茯苓。

❀ 减肥粥

荷叶、茯苓煮粥。

❀ 增肥粥

山药、芡实、茯苓煮粥。

❀ 开胃粥

茯苓、山药、陈皮、麦芽煮粥。

❀ 咽痛

岗梅、金银花、连翘各20~30克。

❀ 崴伤局部肿胀

岗梅根捣烂外敷。

❀ 尿赤痛

岗梅50~80克，浓煎，可兑蜂蜜调味。

❀ 咽喉梗堵

热证，玄参、麦冬、甘草、桔梗加岗梅。
寒证，半夏、厚朴加岗梅。
或威灵仙20~30克，水煎，加醋、蜂蜜各适量调服。
或四逆散加半夏、厚朴、茯苓、生姜、紫苏。

❀ 痢疾

岗梅20~30克，水煎服。

❀ 肺炎咳喘

岗梅、鱼腥草各20~30克。

咽痛

轻者灯笼草,重者岗梅。

风温感冒咽痛

银翘散加岗梅。

高热咳脓痰

新鲜岗梅100~200克,加白花蛇舌草煮水。

蚊虫叮咬

岗梅叶捣烂外敷。

痔疮出血

岗梅根半斤,与瘦肉一起炖服。或用大黄、黄芩、甘草。

风火牙痛

岗梅30~50克。

肾虚牙痛

玄参、麦冬、熟地黄、骨碎补。

食积腹痛

生姜、大枣各适量,山楂30~50克。

风湿性关节炎

黄芪50克,党参20克,鸡矢藤80克。

脉虚头晕

腰三药(杜仲、黄芪、枸杞子),加颈三药(葛根、丹参、川芎)、党参、大枣;或肉苁蓉、当归、鸡血藤、黄芪。

脉涩头痛

胸三药(枳壳、桔梗、木香),加颈三药(葛根、丹参、川芎),再加郁金、香附。

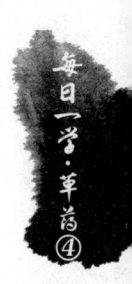

小儿食积纳差

大山楂丸。

小儿调补方

山药、黄芪、山楂。

慢性萎缩性胃炎

山楂少量嚼服。

子宫肌瘤

桂枝茯苓丸或少腹逐瘀汤,加山楂30~50克。

产后恶露

山楂肉50~100克,水煎服,加少许白糖。

闭经

山楂30~50克,水煎服,加少许红糖。

顽固性呃逆

山楂榨汁,口服。或威灵仙、蜂蜜各30克,煎汤服用。

气腰痛

山楂核烤焦,研末,每次服9克,黄酒送服。或小柴胡汤加杜仲。

高脂血症

荷叶、山楂、枸杞子、制首乌、决明子,煮水代茶饮。

疮痕

山楂研末,黄酒调,外敷于瘢痕。

癥痕

山楂煎汤代茶饮。

子宫瘀浊

山楂 50 克,当归 20 克,黄酒 1 杯,加红糖少许。

手足麻痛

女性用四物汤加威灵仙,男性用四君子汤加威灵仙;或桂枝汤加黄芪、鸡血藤、当归、威灵仙。

痛风

土茯苓 100 克,威灵仙 20 克。

跟骨骨刺

地骨皮、威灵仙加腰三药(黄芪、枸杞子、杜仲);或威灵仙 30 克,醋制延胡索 10 克。

肩颈腰腿痛

威灵仙、白芷研末,醋调,热敷。

遇冷加重者,四逆散加威灵仙、干姜;疲劳加重者,四逆散加威灵仙、党参、黄芪。

坐骨神经痛

威灵仙研末,黄酒送服。体虚者加党参。

急性胃痛

威灵仙煎汤代水,煮煎鸡蛋,加少许红糖。

腮腺炎

威灵仙浓煎,加醋,外敷于患处。

扁桃体炎

威灵仙、白英、青皮。

乳腺结节

威灵仙研末,醋调成糊,敷于结节处。

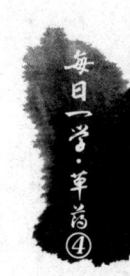

❀ 脸部发麻

威灵仙、防风各 20～30 克,加大枣适量。

❀ 肺部伤风猛咳

威灵仙、防风各 20～30 克。

❀ 痛风

四逆散加痛风三药(土茯苓、威灵仙、薏苡仁)。

局部肿痛,加金银花、连翘。

小便黄浊,加四妙散(苍术、黄柏、川牛膝、薏苡仁)。

❀ 痛痒三药

丹参、石菖蒲、威灵仙。

湿毒重,加苦参、黄柏;大便不通加火麻仁、制首乌。

❀ 胆绞痛

白芍、威灵仙各 30 克,甘草 10 克。

❀ 目暗

黄芪、枸杞。

❀ 久卧伤气

黄芪 120 克,糯米 30 克,煮粥。

❀ 鹤膝风

黄芪 120 克,牛膝、石斛各 80 克,远志 50 克,金银花 20 克,水煎服。

❀ 久站脚肿

四逆散加黄芪、益母草、川芎。

❀ 脚肿尿不出

黄芪、甘草。

❀ 体虚心绞痛

黄芪加川芎或三七粉。

❀ 脚疮难愈合

虚证者，四君子加黄芪80克。

❀ 口腔溃疡难愈

虚证者，四君子加黄芪50~80克，黄连、石菖蒲各适量。

❀ 脱肛

补中益气汤，重用黄芪80克。

❀ 老年痴呆

补中益气汤加颈三药。

❀ 产后冒虚汗

黄芪30克，党参10克，益母草20克。

❀ 膝盖痛

黄芪、枣仁、牛膝。

❀ 瘦弱

黄芪口服液或补中益气汤。

❀ 产后脚肿

黄芪80克，山药100克，水煎服。

❀ 中风偏瘫后遗症

补阳还五汤，重用黄芪。

❀ 出汗

黄芪、白术、防风、生姜、大枣。

❀ 前列腺炎

黄芪18克，甘草3克。

❁ 咳嗽久不愈

复方甘草片。

❁ 痰壅

桔梗20～30克，甘草10克。

❁ 手脚抽痛拘急

芍药、甘草各30克。

❁ 脚抽筋

淫羊藿、小伸筋草、芍药、甘草、牛膝、薏苡仁。

❁ 心悸

桂枝、甘草各10克，龙眼肉20～30克，水煎服。

❁ 手脚无力

黄芪、甘草。

❁ 腰痛

附子、甘草。

❁ 胃痛（寒热错杂）

四逆散加黄连、干姜、甘草。

❁ 过食伤脾

陈皮、甘草。

❁ 肥胖

山楂30克，陈皮20克，甘草5～7克。

❁ 气逆伤肝上火

大黄10克，生甘草5克，代茶饮。

❁ 寒湿伤肾

附子、干姜、甘草。

❀ 暖胃祛肺寒

干姜、炙甘草各 10 克,水煎服。

❀ 风雨淋伤

羌活、藿香、甘草。

❀ 暑伤乏力

黄芪、甘草;或生脉饮加酸枣仁、甘草、黄芪。

❀ 健忘、多尿

黄芪、牛大力、人参、龙眼肉、巴戟天、枸杞子。

❀ 脱证

人参汤,浓煎灌服。

❀ 虚损

人参、黄芪。

❀ 心律不齐

人参,阴虚火旺者加麦冬。

❀ 清补凉

沙参、麦冬、玉竹、山药、扁豆、大枣、黄芪、人参。

❀ 心肌梗死

人参、丹参、三七粉。

❀ 血黏度高

人参、丹参、山楂。

❀ 虚积

附子、人参、白术、干姜、甘草。

❀ 补五脏

补心,人参、龙眼肉;补肝,人参、枸杞子;补肺,人参、黄芪；补脾，人参、大枣、生姜；补肾，人参、核桃。

❀ 抑郁、阴梦

桂枝汤加红参。

❀ 惊悸

桂枝、甘草、人参、龙眼肉。

❀ 慢性腹泻

山药煮粥。

❀ 干咳

山药、薏苡仁、柿饼。

❀ 术后体弱

山药、黄芪、枸杞子。

❀ 年老尿频

金樱子、芡实、牛大力、巴戟天、枸杞子、莲子。

❀ 糖尿病

山药、莲子、芡实煮粥。

❀ 皮肤干燥

山药、制首乌、枸杞子。

❀ 遗精

山药、芡实、黄芪、大枣、枸杞子。

❀ 羸瘦

山药、大枣、莲子。

❀ 糖尿病口干

山药、枸杞子、五味子、沙参、麦冬。

喘汗不止
大剂山药浓煎。

脑鸣
骨碎补30~50克，石菖蒲10克。

开鼻窍
黄芪、党参、石菖蒲、辛夷花。

口腔溃疡
石菖蒲10克，黄连3~5克。

飞蚊症
枸杞子30克，石菖蒲15克。

梅核气
威灵仙、石菖蒲。

感冒
石菖蒲、荆芥、防风。

肾虚尿窍不通
六味地黄丸加石菖蒲。

痰迷心窍健忘
二陈汤加丹参、石菖蒲、威灵仙、四逆散。

胸腹胀闷
石菖蒲、陈皮。

呃逆
石菖蒲、陈皮、藿香。

风寒湿痹
四君子汤加石菖蒲、威灵仙、丹参。

❀ 咳逆上气

四逆散加石菖蒲、郁金。

❀ 利咽茶

石菖蒲 3～5 克，桔梗 10 克，甘草 5 克。

❀ 冠心病

郁金、丹参、石菖蒲。

❀ 梦到鬼神

人参、桂枝、石菖蒲。

❀ 保咽茶

沙参 15 克，玉竹、麦冬、桔梗各 10 克，甘草 5 克。

❀ 解烦渴、养气阴

沙参、百合、山药、莲子、绿豆各 10～20 克，水煎，加冰糖少许。

❀ 燥咳

沙参 20 克，与雪梨同煮。

❀ 咽干口苦

沙参、山药、玉竹。

❀ 头痛神方

川芎 15 克，沙参 18 克，蔓荆子 6 克，细辛 3 克。水煎，黄酒调服。

❀ 阴虚火旺

北沙参 15 克，水煎服。

❀ 阴虚胃痛

一贯煎，即沙参、麦冬、当归、生地黄、枸杞、川楝子。

❀ 小儿阴虚顽咳
山药、陈皮、沙参、鸡内金，研末。

❀ 心慌失眠
龙眼肉30克泡水，趁热食肉饮水。

❀ 虚弱老病
西洋参、白糖3克，龙眼肉50~60克，蒸熟嚼服。

❀ 强壮方
西洋参1~2克，龙眼肉20~30克嚼服，配合锻炼。

❀ 神经衰弱
酸枣仁、龙眼肉、枸杞子，配合锻炼。

❀ 小腹胀气
龙眼核捣烂，加白糖。

❀ 外伤
龙眼核焙干研末外敷。

❀ 皮肤瘙痒
龙眼壳煎水外洗。

❀ 口干舌燥
龙眼肉、枸杞子蒸饭嚼服。

❀ 流鼻血
龙眼树根与腌渍过的猪肉，同煮。

❀ 产后体虚乏力
龙眼肉、当归、枸杞子、红枣，水煎服。

❀ 年老掉肉
龙眼肉、山药、莲子、芡实、大枣、枸杞子，水煎服。

虚冷腹泻

龙眼肉14颗，生姜3片，水煎服。

产后虚肿

龙眼肉、生姜、大枣，水煎服。

冒虚汗

龙眼肉、莲子、芡实、黄芪。

风湿痹痛

龙眼肉泡酒。

燥咳

沙参、麦冬、山药、龙眼肉。

肌肉少

黄精、龙眼肉、莲子肉、枸杞子。

黄精丹

黄精、当归研末，炼蜜为丸。服之可除百病、耐寒暑、助容颜。

延年续命

黄精、当归、黄芪。

虚人带下

黄芪、黄精、荆芥、陈皮。

肺结核

黄精、人参、黄芪、陈皮、百合。

小儿发育不良

黄精、黄芪，水煎，蜂蜜调服。

狂躁

酸枣仁、朱砂、乳香研末，酒冲服，以微醉为度。

更年期烦躁冒汗

酸枣仁50克，煎汤代水煮山药粥。

失眠狂躁

酸枣仁微炒，加人参、乳香、朱砂研末，炼蜜为丸，睡前服用。

失眠口腔溃疡

酸枣仁、延胡索、鸡血藤、夜交藤。

月经量大

归脾汤加白芍30克。

心烦失眠

酸枣仁、乌梅、甘草，水煎，睡前服用。

更年期多汗

甘麦大枣汤加酸枣仁、五味子、黄芪。

更年期综合征

黄芪、枣仁、甘草、

体虚失眠

酸枣仁、五味子、龙眼肉、乌梅。

心悸健忘

六味地黄丸加酸枣仁、远志、龙眼肉。

心烦躁扰

天王补心丹。

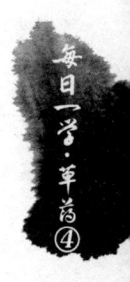

润喉

石斛泡茶饮。

老人腿无力

人参石斛茶。

疲劳综合征

人参、石斛、五味子。

明目

石斛、枸杞子各10克，菊花3~5克，水煎服。

胃燥

沙参、麦冬、玉竹、石斛、天花粉。

燥热

石斛、麦冬、山药。

咽痛三药

石斛、胖大海、罗汉果。

膝痛

黄芪、石斛、枸杞子、牛膝。

牙痛

虚火牙痛用石斛、骨碎补；实火牙痛用石斛、大黄、生甘草。

痛经三药

生姜、大枣、山楂。

贫血三药

黄芪、当归、鸡血藤。

痛痹三药

丹参、石菖蒲、威灵仙。

痛风三药

土茯苓、薏苡仁、猫须草。

血脂三药

制首乌、枸杞子、金银花。

颈椎三药

葛根、丹参、川芎。

胸闷三药

枳壳、桔梗、木香。

开胃三药

木香、山楂、鸡矢藤。

安神三药

茯神、五味子、枣仁。

鼻血三药

白茅根、桑叶、黄芪。

腰痛三药

黄芪、枸杞子、杜仲。

膝痛三药

牛膝、牛大力、威灵仙。

闭经三药

益母草、川牛膝、当归。

肝热三药

土茯苓、板蓝根、茵陈。

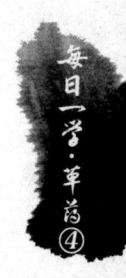

肺火三药

黄芩、鱼腥草、金荞麦。

血热三药

生地黄、赤芍、牡丹皮。

印堂发黑

大剂肉苁蓉浓煎。

多尿

肉苁蓉50克，加山药适量，水煎。

耳聋、目昏

肉苁蓉、枸杞子。

发白

肉苁蓉、熟地黄、制首乌。

驼背

人参、黄芪、肉苁蓉。

腰痛

黄芪、枸杞、杜仲、肉苁蓉。

夜尿多

肉苁蓉、牛大力、巴戟天、金樱子、芡实。

老年保健

气不足者，黄芪、肉苁蓉；气血两虚，嘴唇发白者，当归、黄芪、肉苁蓉；健忘者，肉苁蓉、葛根；脚走不快，拖泥带水者，肉苁蓉、牛膝。

预防感冒

肉苁蓉、防风。

四肢不温

桂枝汤加肉苁蓉。

增强老人体力

肉苁蓉加泡参。

延缓衰老

肉苁蓉泡酒。

脂肪肝

肉苁蓉、枸杞子。

通肠道

肉苁蓉、当归。

补肺脏

肉苁蓉、黄芪。

抽筋

芍药30克，炙甘草10克，加淫羊藿、小伸筋草、牛膝、薏苡仁，水煎服。

偏头痛

芍药、甘草、川芎。

颈僵痛

芍药、甘草、葛根、木瓜。

肩周炎

芍药、甘草、鸡血藤、威灵仙、羌活，配合爬墙动作。

背痛

芍药、甘草、姜黄。

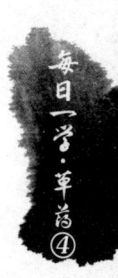

腰痛

芍药、甘草、黄芪、杜仲、枸杞子。

胸肋痛

芍药、甘草、橘子叶。

胃痛

芍药、甘草、木香、郁金、延胡索、川楝子。

肚腹痛

芍药、甘草、当归、小茴香。

心绞痛

芍药、甘草、丹参、石菖蒲。

咳嗽疼痛

芍药、甘草、枳壳、桔梗。

胃胀满痛

芍药、甘草、陈皮、麦芽。

尿道痛

芍药、甘草、车前子。

胆结石绞痛

芍药、甘草、金钱草。

周身关节痛

白芍、甘草、赤芍。

眼皮跳

四逆散加钩藤、夏枯草、菊花、枸杞子。

鼻痛

苍耳子、辛夷、薄荷、白芷、芍药、甘草。

口腔溃疡

芍药、甘草、丹参、石菖蒲、黄连。

咽痛

芍药、甘草、石斛、胖大海、罗汉果。

高血压

芍药、甘草、葛根、丹参、川芎。

冻疮

夏季服用桂枝汤。脚开裂者,加牛膝、杜仲、枸杞子。

胃痛

木香、郁金、延胡索、川楝子、芍药、甘草。

手臂痛

桂枝汤加四君子汤。

大腿痛

芍药、甘草、黄芪、党参、牛膝。

生气耳鸣

柴胡、香附、川芎。

眼红肿生气加重

四逆散加眼三药(夏枯草、桑叶、菊花)。

乳腺增生

四逆散加郁金、香附。

生气胃痛

小柴胡汤合二陈汤。

生气腹胀

小柴胡汤加小茴香。

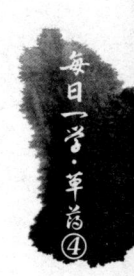

生气睾丸痛

小柴胡汤加川楝子、小茴香。

岔气散

柴胡、橘络、三七。

口苦三药

柴胡、龙胆草、牡蛎。

胆绞痛

大柴胡汤加郁金、香附、木香。

急性子

四逆散加木香、郁金、陈皮、麦芽。

流清鼻涕

桂枝汤加玉屏风散。

中风偏瘫肌肉萎缩

手部萎缩者，补阳还五汤加桂枝；脚部萎缩者，补阳还五汤加牛膝、杜仲。

手麻木

桂枝汤合玉屏风散，加丹参、石菖蒲、威灵仙。

脚肿

五苓散加党参、黄芪。

心胸憋闷

黄芪、党参、丹参、川芎、益母草、桂枝。

痰饮耳鸣

苓桂术甘汤合四逆散。

❀ 眼干涩

枸杞子、菊花、火麻仁、山药。

❀ 秋冬季养颜

百合、山药、莲子、枸杞子、大枣。

❀ 干咳带血

百合、莲子、山药。

❀ 面具脸

百合、知母、枸杞、山药。

❀ 口舌干燥

百合 100 克,蜂蜜 30 克,搅匀蒸熟,含服。

❀ 胃病

百合、乌药、蒲黄、五灵脂、高良姜、香附、丹参、檀香、砂仁。

❀ 火疮

百合研末,加白糖调匀,外敷。

❀ 难以入睡

百合、酸枣仁各 15 克,远志 10 克。

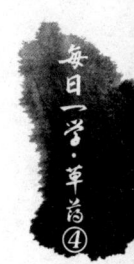

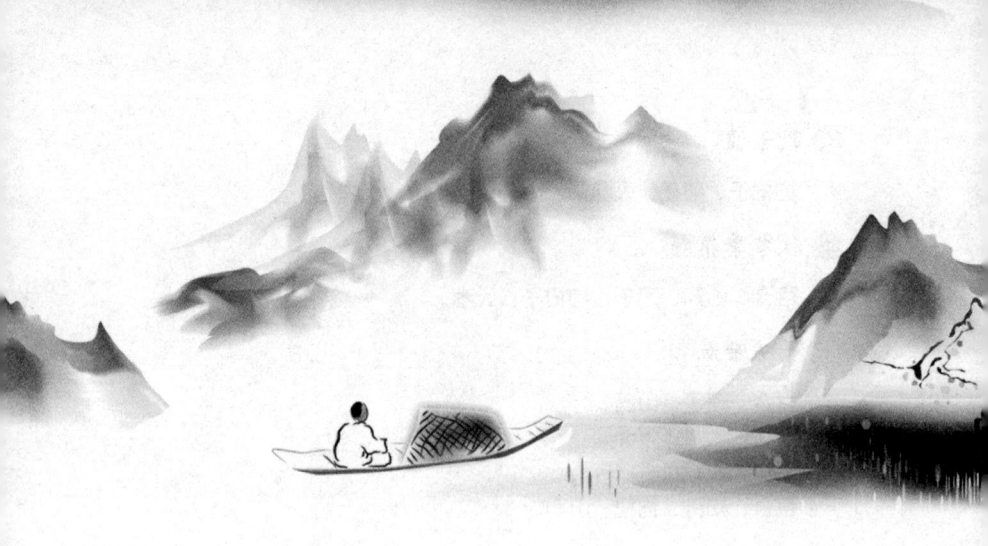

精彩语录

1. 印堂发黑，一通大便，二活血。
2. 肠道通，血管通，这个人还有什么病痛？
3. 乳香、没药是治疗疮痈肿毒瘀血疼痛的特效药组。
4. 饮食之道不可不学，少吃多滋味，多吃少滋味，吃撑了就无滋味。
5. 虚者补之，实者通之。
6. 活血之时，不要忘了补气。
7. 肾主骨，腰为肾腑，齿乃骨之余，肾开窍于耳。
8. 忧劳较量伤比皮外伤更可怕。
9. 停止妄想忧劳，就能停止病痛。
10. 人处于剧烈痛苦的状态时，就会抽干肠道的津液。
11. 凡是跌打伤过后要养津液，津液足就可生气血。
12. 捶胸法可以缓解郁冈和怒气。
13. 桑树的枝条，可专门降血压，还可治疗肩部痛。

14. 湿重源于血气不活，血活湿自清。

15. 土茯苓可洗肺中浊气，清肠道中浊垢，还可以除膀胱、肾中污秽。

16. 鸡矢藤研末治疗积滞如神，煎汤则效果减半。

17. 脾胃是生产线，脾胃不好，就会产生痰湿浊垢。

18. 生病的人素食，能够减轻病痛，未病者素食可以防病保健。

19. 知母贝母款冬花，专治咳嗽一把抓。

20. 人吃撑一顿，损三日寿命。

21. 鱼腥草号称天然抗生素，对于所有上呼吸道感染，如肺炎、咽炎、扁桃体炎、支气管炎等都有效。

22. 冬季补一冬，来年少病痛。

23. 肠热其实就是脏邪还腑，五脏产生的热量要借肠排出去。

24. 五味子能养五脏气，是生津之妙药，敛肺之神品，又称为嗽神，即咳嗽之神。

25. 发脾气乃大泻，气降乃大补。

26. 秋冬天其气在腰脚，春夏天其气在手。

27. 凡咳嗽在黄昏，乃虚火浮于肺，不要轻易用寒凉，应重用五味子以敛降，效果奇特。

28. 覆盆子合五味子，专门治疗老年腰酸肾虚、小便多。

29. 酸甘辛咸苦，五味子最补。

30. 人会衰老，会颜容憔悴，会身疲力尽，是因为精气神的流失，而五味子能够挽留精气神。

31. 失眠则夜长，疲劳则路长，无知则生死长。

32. 饥饿感和睡意，是人健康的保证。

33. 有胃气则生，无胃气则死。

34. 心烦气躁五味子，意气用事广木香。

35. 黄沙走胆身金黄，金钱草是救命王。焙干为末冲甜酒，草药更比官药强。

36. 金钱草配车前草煎服，可利小便，专消膀胱结石。

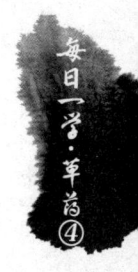

37. 威灵仙，下可以推腹中新旧之积，上可以去胸中痰唾之痞。

38. 白花蛇舌草重用可以退高热。

39. 重用枸杞子可以坚筋骨。

40. 阴虚则热，阳虚则寒，阴阳两虚者，怕寒怕热。

41. 胖人一般要治脾，瘦人要治肾。

42. 未渴先饮，饮必热水，水必三口。

43. 茯苓能够让人体水湿四布，周身因此清爽舒适。

44. 茯苓是净面良药，能让面变得干净，是养颜圣品。

45. 茯苓可保健利湿，养生延年。

46. 风寒感冒鼻塞较多，风热感冒咽喉痛比较多。

47. 肺火降则肠火收，肺热清则痔疮平。

48. 辛入肺，咸入肾，酸入肝，甘入脾，苦入心。

49. 想要健康，应少吃荤，多吃素，少放盐，多放醋。

50. 肺为水之上源，源清则流自洁，所以痔疮上火应清肺。

51. 有孔能利水，有藤能祛风，有刺能消肿，有浆能拔毒。

52. 治风先治血，血行风自灭。

53. 人体不外乎是能量足不足和经脉通不通。

54. 山楂红糖汤，一次月经畅。

55. 山楂消油垢之积，用之最宜。

56. 行血则便脓自愈，理气则后重自除。

57. 子欲不死修昆仑，双手摩擦常在面。

58. 诸结聚积滞、腹痛包块，山楂一味煎汤饮。

59. 铁脚威灵仙，砂糖加醋煎，一口咽入喉，鲠骨软如棉。

60. 气虚则麻，血虚则木。气血两虚，既麻又木。

61. 想要活得老，脾胃就要好。中气足，百病除；中气虚，万邪欺。

62. 气足则水除，气虚则水积。

63. 凡用纯寒纯热药，必用甘草缓其力，寒热夹杂亦用之，调和其性无攻击。

64. 砍伐肝脏三把刀，怒伤肝，酒伤肝，急伤肝。

65. 寒水最怕阳火照，寒咳最怕干姜草。

66. 虚梦补中益气汤，实梦黄连泻心汤。

67. 晚成者大器也，早发者早谢也。

68. 人参可补五脏，安精神，定魂魄，止惊悸，除邪气，开心益智，久服轻身耐老延年。

69. 一顿吃伤，十顿喝汤。

70. 山药黄芪粥，人老少病忧。

71. 怪病都由痰作祟，治癫病要治痰。

72. 口舌生疮有两种类型：一是熬夜，阴虚则火旺；二是劳心，即意识心念太多。

73. 凡是郁闷者都可以用石菖蒲。

74. 石菖蒲、郁金能除蒙蔽于心脏周围的湿痰闷气。

75. 气不够，要用参类药；阴液不足，要用滋润的药。

76. 沙参治一切阴虚火旺。

77. 有热能清，有虚能补，有火能凉，叫清补凉。

78. 听话大病变小，不听小病变大。

79. 燥火失眠用莲子心，体虚失眠用龙眼肉。

80. 锄头壮筋骨，出汗治百病！

81. 饿得慌，龙眼尝。

82. 年老者或妇人产后，龙眼肉是首选的调补食品。

83. 精是延年药，气乃续命芝。

84. 扫除白发黄精在，君看他年冰雪容。

85. 至虚之处便是容邪之所，哪个地方精气不满哪个地方就容易生病。

86. 粗活养身，粗饭养人。爱劳动一身轻，不爱劳动一身病。

87. 虚劳虚烦不得眠，酸枣仁汤主之。

88. 狂躁初起要让患者睡好觉，睡沉觉，病就易治。

89. 睡眠是抵抗力的第一道防线。

90. 酸枣仁汤乃是妇人、老人失眠烦躁者的福音。

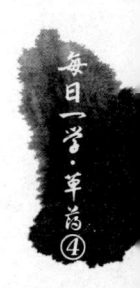

91. 晚上睡觉就像手机充电，白天用脑就像手机放电。白天用脑不够灵光，是因为晚上充电充少了。

92. 苦能降，火气大的时候吃点苦的就降下去了。

93. 保持血气充满是治疗健忘的最好方法。

94. 入深山，修身养性，出古洞，名扬天下。

95. 年轻人先有身体才有知识。

96. 心静长指甲，脑静长头发。

97. 小儿挑食。一是不饿，二是运动少，三是吃零食。

98. 肉苁蓉，既能润滑肠道，又能强补腰脚。

99. 印堂发黑，一是精血不足，二是大肠不通，面黑者必便难。

100. 肾主二便，肾精液少了，大便就会不通，小便也会失灵。

101. 肉苁蓉能补腰肾以退妇人腹中积块，还能滋阴液以润癥瘕积聚。

102. 为什么会驼背？因为精气神不够。

103. 肉苁蓉温而不热，暖而不燥，补而不峻，滑而不泄，有从容缓和之性，非常适合年老体弱之人服用，以延年抗衰老。

104. 麻仁润六腑之燥坚，五脏六腑又干燥又坚硬，用火麻仁配蜂蜜。

105. 白芍能缓急止痛。

106. 气急者重用芍药，体力不足者重用甘草。

107. 腹痛用芍药，热加川楝寒茴香。

108. 春夏养阳，秋冬养阴。

109. 六味地黄丸能让腰脚奔跑起来，桂枝汤能让手部充满力量。

110. 男人治脾肾，女人治心肝。女人肝血足，心情开朗就不会生病，男人中气足，腰骨有力就会身康体健。

111. 小柴胡汤，表证得之能解表退寒热，里证得之能舒肝畅情志。

112. 小剂量柴胡升阳，中剂量柴胡疏肝解郁，大剂量柴胡发汗解表，超大剂量柴胡可疏泄月经。

113. 久病多郁，久郁多病。

114. 口苦之人，要清心和肝胆。

115. 木克土胃发堵，饮食不化变毒物，再好营养也胀肚。

116. 小病不治大病之母，小病治了就没有大病了。

117. 阳气者，精则养神，柔则养筋。

118. 想要长生，肠中常清；想要不死，肠中无渣滓。

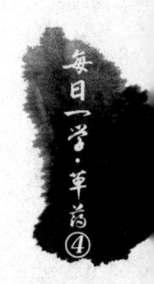

后　记

当地有位阿姨，非常喜欢看养生节目，不管是中央台的，还是地方台的，她都追着看，但是身体却越来越差……

我对她说，养生不是坐在电视机旁看看就行的，而是要付出行动。

你如果能常去锻炼，又何需久坐看养生节目。

你能做到七分饱，又何需外求吃胃药。

你能少用眼不熬夜，又何需枸杞菊花茶。

你能心平气和，又何需营养保健品……

光学不练假养生，现在很多人都在求医问药，了解养生常识，但是了解得越多，越是不能把最简单的养生准则做到。

就像这位阿姨一样，大脑装满了各种养生知识，却做不到少动心脑，多动手脚，少荤多素，遇事不怒，七分饱，早睡早起，这些最简单的要求。

中医普及在告诉大家怎么治病的同时，更重要的是怎么做到不生病。

大家在学习中医时，更要对照自己，哪些行为违反了养生法则，就应该尽量去改正。

不然的话，只依赖外在的药物，以求健康延年，无异于竭泽而渔，徒劳无功。

《每日一学·草药》第4部已经完成，敬请期待更多精彩内容。